ET SI ON CHANGEAIT TOUT ?

ISBN : 978-2-412-07714-6
Dépôt légal : février 2022
Achevé d'imprimer en France

Maquette intérieure : Ma petite FaB – Laurent Grolleau
Suivi éditorial : Julie Mege
Correction : Nathalie Reyss

Éditions First, un département d'Édi8
92, avenue de France
75013 Paris – France
Tél. : 01 44 16 09 00
E-mail : firstinfo@efirst.com
Site internet : www.editionsfirst.fr

Dr Jean-Michel Cohen

ET SI ON CHANGEAIT TOUT ?

Une dédicace toute particulière cette année
pour l'arrivée de la nouvelle venue dans la famille,
la petite Sasha, qui contribue à agrandir notre « tribu ».

Donc merci pour tout ce bonheur
à Stéphanie, David, Jennifer, Philippe, Laura, Dan,
Nathan, Noam, Lena, Hugo, Alma, Sasha et, bien sûr,
à mon épouse Myriam sans qui tout cela n'existerait pas.

Mes remerciements à toute l'équipe
avec laquelle je travaille,
en particulier Vincent Barbare, Marie-Anne Jost-Kotik,
Rose Marie Di Domenico, Julie Mege
et l'irremplaçable Caroline Destais Brochain.

En espérant que ce livre inspire chacun d'entre nous.

SOMMAIRE

INTRODUCTION

Pour être sincère avec le lecteur, j'avais décidé d'écrire l'introduction de ce livre après en avoir fini la rédaction. En réalité, il s'agissait d'un essai né d'une idée qui me trottait dans la tête à la suite des événements que nous vivons tous depuis deux ans. Cette idée était le fruit de l'ensemble des phrases que j'avais entendues pendant mes consultations durant cette période. Je ne sais pas combien de fois sont revenus ces mots : « Je voudrais tout changer. »

Je suis nutritionniste, j'ai l'habitude de régler les problèmes de poids, qui vont souvent de pair avec ce que l'on appelle vulgairement « être moins bien dans sa peau », une façon en réalité de désigner une perte de la sensation de bien-être et du bonheur. Il n'est donc pas rare pour moi d'entendre des propos dénotant de l'insatisfaction, des doutes sur la vie que l'on mène, un désir de changer de cadre de vie, de conjoint, de travail… En bref, vouloir être un autre. Mais jamais cela n'avait pris une telle intensité qu'après les phases de confinement et cette rupture de lien social que nous avons connues.

Au lieu d'accuser la situation, je me suis demandé si, finalement, cette période ne nous avait pas simplement obligés à nous pencher sur nos propres vies, à nous recentrer sur nous-mêmes en nous demandant si, chacun, nous vivions bien la vie que nous avons envie de vivre. Reconnaissons que si je parlais de cela à un professionnel de la psychologie, il en conclurait tout de suite à une dépression, mais si, par contre, je me tournais vers un philosophe, il me répondrait que la réflexion sur l'être est quelque chose de très important.

On peut constater que la vie quotidienne de nos jours a beaucoup changé. Les modes de communication, l'intensité de l'activité, la mobilité obligatoire, la tension économique, les préoccupations sanitaires n'ont pas arrangé les choses. Mais voilà la vraie question : si on a envie de tout changer, est-on obligé de changer l'ensemble des paramètres de sa vie ? Cela ne signifie-t-il pas plutôt qu'on pourrait changer des petits paramètres pour essayer d'améliorer l'ensemble sans chercher à faire bouger toutes les lignes.

C'est donc ce que je me suis mis à rechercher en essayant de réfléchir sans *a priori*, y compris sur les lieux communs qu'on nous perfuse dans les publicités ou les incantations sanitaires omniprésentes aujourd'hui. Impossible d'ignorer ces messages rabâchés : il faut faire du sport, bien manger… Progressivement je me suis rendu compte que toutes ces injonctions ne répondaient pas seulement à des préoccupations hygiéniques, diététiques, mais que derrière se cachait une certaine forme d'art de vivre.

J'ai commencé à travailler, à lire beaucoup. Les ouvrages sur la pensée positive, la vie positive, changer la vie, etc. sont légion, mais je me suis arrêté sur certains qui se penchaient sur la question des habitudes. J'ai fini par comprendre qu'au fond chacun d'entre nous fonde sa vie et ses habitudes en s'appuyant sur un modèle qu'il n'a pas toujours choisi. Nous sommes orientés par la société, par une somme de préoccupations qui finissent par faire que nous nous oublions nous-mêmes.

J'ai observé tous ces gens dont on a changé les habitudes pendant l'épidémie de Covid. Certains se sont retrouvés beaucoup plus souvent chez eux. D'autres ont redécouvert le plaisir de la marche car c'était le seul moment où ils pouvaient sortir. D'autres encore se sont mis à la cuisine ou ont commencé à s'y intéresser. La vie de famille ou de couple a pris beaucoup plus de valeur. Pour certains parce qu'ils se sont retrouvés tous ensemble dans leur logis, pour d'autres parce qu'ils ont vu, alors qu'ils en étaient privés, combien le lien social était important. Beaucoup de couples ont découvert qu'ils n'étaient pas faits pour être ensemble, d'autres encore ont retrouvé le bonheur de s'être choisis. En une phrase, tout a été bouleversé.

Beaucoup ont souhaité quitter les villes. Alors je me suis demandé pourquoi, en dehors des aléas de la circulation et des contraintes horaires, tant de gens aspiraient retrouver le bon air de la campagne, à être au milieu de la forêt.

Bien sûr, vous allez comprendre que tout cela avait un sens au travers des chapitres suivants. Nous vivons dans une société bousculée, extrêmement stressante, qui nous offre peu de temps pour réfléchir sur ce que nous sommes et sur ce que nous voulons être. Vous vous rendrez compte au travers de ce livre que le bonheur permet d'effacer toutes les contraintes, les sentiments tristes ou mélancoliques. Et pour l'atteindre, nul besoin de tout fracasser autour de nous. Il faut simplement changer un certain nombre de règles de vie qui deviendront les vecteurs d'un plus grand bonheur. Je vous laisse découvrir tout cela.

TOUT CHANGER ?

C'est donc à la suite d'entretiens avec mes patients que je me suis décidé à écrire sur ce thème : « Et si je changeais tout ? »

Bien sûr, la formulation peut sembler un peu excessive car je devine que nous n'avons pas nécessairement envie de TOUT changer ; il s'agit d'une expression toute faite. Tout changer est une opération très difficile à réaliser. Si cela sous-entend absolument tout changer dans sa vie. Pourtant, c'est une façon de traduire ce que certains d'entre nous ressentent par moments, un désir de changement, une interrogation sur la vie que nous menons individuellement et collectivement et aussi une profonde aspiration, je dirais pompeusement, au bonheur et au bien-être.

Que pouvais-je faire pour vivre le mieux possible ? Et si je changeais pour commencer beaucoup mon mode de vie, mes habitudes ? Je dois dire que tout au long de ma vie cette question ne s'est jamais posée à moi tant j'étais lancé dans un mouvement perpétuel qui ne me permettait pas de m'arrêter et encore moins de penser. Mais je ne suis pas le seul dans cette situation. J'avoue regretter aujourd'hui de ne pas m'être penché sur ce sujet pour moi personnellement. Car c'est cela le problème. Nous sommes victimes de tellement de conditionnements, de tellement d'obligations que nous finissons par devenir des petits hamsters qui roulent dans leur roue sans jamais pouvoir nous arrêter, respirer, profiter de tout ce qu'il y a autour de chacun d'entre nous. Mais quelle erreur !

Pire, beaucoup d'entre nous ont l'illusion d'être ce qu'ils doivent être, en interprétant les moments de surmenage intense comme des *burn-out* (mot anglais qui permet de masquer un état de détresse psychologique et d'épuisement physique suscités par un manque d'intérêt pour le quotidien, selon moi). Du coup, on leur propose en première intention un arrêt de travail juste le temps qu'il faut pour qu'ils se reprennent et continuent ensuite à suivre exactement la même trajectoire qu'auparavant. C'est la même réponse que pour les états dépressifs ou mélancoliques : la solution proposée consiste systématiquement à prescrire des médicaments ou consulter des « cervologues » (personne que l'on consulte, histoire de faire passer le temps avant que l'on reprenne tout doucement, soi-même, le cours de sa vie, pour l'entendre nous dire qu'il faut se recentrer sur soi-même et vivre pour soi).

Des micro-changements progressifs

Pour ma part, je suis persuadé que, quand ce genre de questionnements et de doutes nous atteint, la solution est de modifier une partie de nos comportements et habitudes. Alors, s'il y a quelque chose de positif dans l'épisode du Covid, c'est qu'il a été l'occasion pour beaucoup d'entre nous de méditer sur nos conditions de vie et par conséquent sur notre vie elle-même.

Partant du principe que nous sommes mortels, ce que personne ne contestera, pourquoi ne pas se poser une question fondamentale : qu'est-ce que je pourrais changer dans ma vie de façon à profiter le mieux possible du temps qu'il me reste à vivre, à ressentir un plaisir infini de vivre chaque journée, à être heureux au sein de mon environnement familial, professionnel, amical, à ne jamais ressentir le moindre état de frustration, à être au mieux de ma forme physique, à être satisfait de moi-même… En bref, à me sentir le mieux possible et à faire que, chaque seconde, sans être trop présomptueux, je puisse ressentir de la joie dans mon cerveau. J'ai entendu cette phrase inspirante qui nous demande de vivre chaque journée comme si c'était la dernière ; elle nous explique ainsi de transformer chaque instant de vie avec plaisir. Cela me semble juste au regard de notre condition humaine.

Je ne suis pas encore devenu moine bouddhiste ni adepte de la philosophie de certains mouvements juifs qui érigent la joie en absolu, comme une obligation, à chaque instant de la vie quelle que soit la situation. Par contre, je suis médecin, de surcroît nutritionniste c'est-à-dire spécialiste des rapports entre l'homme et l'alimentation, et par conséquent de la pensée et des émotions. J'ai souvent vécu les douleurs et les détresses de personnes enfermées dans un modèle de vie connaissant parfaitement l'objectif à atteindre mais n'ayant jamais compris quels étaient les moyens à mettre en œuvre. En réalité, quand on prend du recul et qu'on n'est pas paralysé par le stress, la peur ou même l'angoisse, on se rend compte que de micro-changements permettent d'améliorer considérablement notre vie. Mais notre vie étant tellement pleine de routines installées depuis de nombreuses années, même des micro-changements impliquent un véritable travail, pour aller au-delà de la simple ambition de changer. C'est l'un des grands axes que je compte développer. Chacun de nous vise parfois en réalité un objectif au lieu de commencer par trouver les moyens progressifs de l'atteindre.

Effet Covid : l'envie de changer de vie

Qui aurait pu s'imaginer en janvier 2020 que nous Français, ainsi que quasiment le monde entier, vivrions enfermés pendant plusieurs mois, avec une telle réduction des contacts sociaux. Bien sûr, ce confinement n'a pas eu la même signification pour chacun d'entre nous. Certains l'ont vécu de façon très heureuse, quand la météo était ensoleillée avec un jardin, avec de l'espace et sans grande difficulté professionnelle. D'autres l'ont vécu beaucoup plus difficilement quand ils habitaient dans des logements exigus, s'ils avaient peu de moyens financiers, s'ils étaient isolés ou s'ils étaient seuls ou, au contraire, avec des enfants 24 heures sur 24. À la suite de cette période, certains ont déclaré vouloir s'échapper des milieux urbains, pour vivre autrement. En bref, changer de vie. Le phénomène a été abondamment décrit à la télévision et dans les journaux, mais se poursuit encore aujourd'hui.

Jusqu'à présent, cette pensée relevait plutôt de l'ordre du fantasme. Combien de fois avons-nous souhaité – ou entendu quelqu'un le déclarer – tout changer dans notre vie, sans qu'il ne se passe rien ? Il faut dire qu'il s'agit d'un changement significatif, c'est une décision forte qui se heurte évidemment à un grand nombre de difficultés. C'est en partie l'immensité de la tâche qui empêche la plupart du temps de réaliser ce fantasme. Certains n'ont pas pu réaliser leur rêve pour des raisons matérielles, d'autres ont été rattrapés par les exigences professionnelles, d'autres encore n'ont pas supporté l'idée de la distance que cela mettrait avec leur famille en cas d'éloignement trop grand ; en fait pour de multiples raisons beaucoup n'ont pas réussi à mettre leur projet à exécution, et opérer le changement espéré. C'est que nos routines de vie sont en réalité très fortement installées, ancrées en nous-même pour définir une forme de personnalité. On a toujours beaucoup raisonné en pensant que c'était notre personnalité qui définissait nos modes de vie, mais on peut aussi penser, à l'inverse, que ce sont nos modes de vie, nos habitudes qui définissent notre personnalité. Vouloir changer de vie c'est peut-être également commencer par apporter toutes les modifications nécessaires à nos habitudes, ce qui permettra peut-être, non pas de vivre autrement, mais de vivre différemment.

Se recentrer sur soi pour modifier sa vie ?

Quelle que soit la façon dont on a vécu cette période du Covid, chacun d'entre nous s'est beaucoup plus centré sur lui-même et ses proches (surtout en cas d'éloignement) qu'avant l'épidémie. Privés de la plupart des contacts extérieurs, une partie de notre temps nous a servi exclusivement à nous-mêmes. Nous nous sommes remis à la cuisine, nous avons eu l'occasion de méditer, de penser. Nous avons appris à échanger avec les autres d'une autre manière. Et même, certains d'entre nous ont plus communiqué avec les membres de leur famille et avec certains de leurs amis car ils avaient plus de temps pour le faire et en éprouvaient davantage la nécessité puisque, détachés de leur agitation habituelle, l'affectif devenait prioritaire pour se remplir d'éléments positifs. Les librairies ont vendu plus de livres car on a redécouvert le plaisir de lire. Pour les plus actifs d'entre nous, ce fut l'occasion également de pratiquer de l'exercice physique, utiliser les autorisations de sortie pour se promener, voire pour courir pendant une heure, bref se remettre en forme. Finalement, mieux manger, méditer, communiquer et avoir une forme physique au meilleur de ses possibilités étaient devenus les moyens de mieux vivre.

Quand on y réfléchit, ce sont les fonctions essentielles de la vie que nous avons tendance à oublier tellement nos conduites sont facilement automatisées, aussi bien dans l'action que dans la pensée. Quand nous vivons mal, nous avons une façon d'intellectualiser le sujet afin de mettre un paravent qui fait également partie de ce que j'appellerais notre routine de pensée. Nous allons parler de moment de dépression, d'excès de travail, de manque de vacances… alors qu'en réalité nous demandons simplement à changer des choses pour corriger ce « mal vivre ».

Une fois les différents confinements passés, chacun a progressivement repris sa vie d'avant en laissant de côté, pour beaucoup, les éléments positifs qui nous avaient permis de traverser cette période. Manger mieux, communiquer mieux, se donner plus de temps à soi-même, et poursuivre une activité physique utile pour notre moral, et pour notre santé... Imaginez-vous psychologiquement serein, mangeant sainement et correctement à votre goût, entouré d'affection et de pensée positive, bien dans votre corps. C'est peut-être tout simplement ça, la recette du bonheur. Imaginons un instant qu'il existe peut-être des façons d'y parvenir en modifiant progressivement des petites choses. C'est en tout cas ce qu'il me semble aujourd'hui.

Prendre du recul et modifier ses habitudes

On reçoit en permanence des injonctions, autant des autorités sanitaires que des pouvoirs publics. Cela devient irritant de se voir définir un modèle de vie qui ne prend en compte ni ce que nous étions auparavant ni ce que nous souhaitons devenir. On ne laisse plus de place à l'individualité. Nos habitudes sont tellement automatisées que nous en sommes presque robotisés et la société tout entière nous a tellement incités à le faire que nous prenons l'habitude de nous voir dicter nos éléments de vie les plus intimes.

Une des injonctions les plus caricaturales est probablement les fameux « cinq fruits et légumes par jour » (pour prendre un exemple qui me concerne particulièrement, en tant que nutritionniste) ; peut-être qu'on aurait dû commencer par nous en donner la liste, la période pour les acheter, la façon de les préparer… c'est ça la méthode. Édicter des règles ne suffit pas, il faut aussi expliquer comment parvenir à les suivre. Et c'est pareil dans beaucoup de domaines : La cigarette tue ! d'accord, vous avez une méthode pour que j'arrête de fumer ? L'alcool est mauvais pour la santé ! OK, mais comment je fais pour l'arrêter ? Tiens et pourquoi voulez-vous que j'achète en permanence des produits catégorisés A par le Nutriscore alors que je n'aime que les produits des catégories C ou D que je ne prends d'ailleurs pas régulièrement, puisque le reste du temps je mange extrêmement sainement ?

Beaucoup d'entre nous ont remarqué que la société était plus « nerveuse ». Peut-être est-ce justement parce que, après cette période d'oubli des rythmes habituels et un recentrage plus fort autour de chacun d'entre nous, la reprise est trop violente et suscite en nous une tension qui s'exprime à chaque occasion. Peut-être les psychiatres seraient-ils tentés de qualifier cela de syndrome post-traumatique ?

En dehors du débat sanitaire contradictoire et hystérisé qui agite la société, chacun d'entre nous a compris que la santé était un des enjeux essentiels de la vie, sans laquelle il n'y avait pas justement d'existence possible, et que la protection, la prévention (jamais on n'a autant parlé du risque d'obésité, de maladies cardiovasculaires, de déficit de l'immunité…) en étaient des clés essentielles. Eh bien, la prévention fait partie de la forme physique. Alors, au lieu de nous demander de bouger on devrait peut-être également nous demander de vérifier régulièrement notre état de santé et pas seulement pour les maladies graves ! Nous parlerons donc du rôle de la prévention pour améliorer notre santé dans ce livre.

Mon premier « changement de vie » à l'adolescence

J'aimerais illustrer mon propos par un exemple beaucoup plus personnel qui servira, je l'espère, à comprendre comment modifier ses habitudes peut entraîner un changement radical dans notre personnalité. Jusqu'en terminale, j'étais un élève plutôt persécuté (on dirait aujourd'hui que j'étais victime de harcèlement moral). Mes deux années d'avance m'avaient mis considérablement à l'écart de mes camarades de classe ; certains, ayant deux années de retard, étaient même plus âgés que moi de quatre ans.

À l'âge où les adolescents commencent à connaître les premiers éveils amoureux, disposent d'une force physique au top, sont également relativement autonomes, moi-même j'étais à la fois très éloigné de l'appétit amoureux de mes camarades, assez faible physiquement, et pas du tout autonome. Mes parents me protégeaient, voire me surprotégeaient, mon père m'emmenait tous les jours en voiture au lycée afin de s'assurer qu'il ne m'arrive rien ; je rentrais à la maison déjeuner, contrairement à mes camarades. On m'avait habillé comme un petit lord anglais : alors que la mode était aux jeans et aux sweats, moi, je portais un blazer bleu marine et des pantalons de flanelle gris, en totale contradiction avec l'environnement dans lequel j'évoluais tout au long de ma journée de lycéen.

Fort heureusement pour moi, l'année suivante, je changeais de lycée, rentrais dans un lycée parisien, et décidais donc de changer de personnalité puisque je n'étais plus censé retrouver qui que ce soit qui me connaissait.

La première partie du changement fut assez simple puisque j'ai commencé par pouvoir aller en classe tous les matins sans être accompagné par l'un de mes parents, et obtenu de déjeuner à la cantine avec mes camarades (en invoquant le trajet). Enfin débarrassé de ces deux premières habitudes, je retrouvais une forme de liberté que cette simple petite amélioration m'incitait à augmenter encore. Ce fut mon premier changement et j'ai eu l'impression que la cage de la prison s'ouvrait et toutes les douleurs que j'avais enfermées en moi, dont mes parents ne se doutaient pas évidemment, ont commencé progressivement à diminuer.

Grâce à cette autonomie retrouvée et à cet œil que je portais sur mon environnement, je devins de plus en plus audacieux. Je commençais par changer mon look, j'utilisais comme artifice la pluie qui pouvait me surprendre, pour réclamer à mes parents une parka que j'achetais aux puces, bien entendu pas aussi neuve que celle que ma mère désirait, mais qui prenait l'allure de celle de mes camarades. Je commençais à me laisser pousser les cheveux, ce qui me permit de modifier mon apparence physique. Et comme le trajet était long jusqu'au lycée, en l'occurrence le lycée Chaptal, je marchais d'un pas décidé tous les matins pour y aller et je faisais de même le soir pour rentrer chez moi. J'étais bien dodu et je commençais à fondre progressivement par le simple fait de m'écarter de la nourriture familiale et d'être beaucoup plus actif. Je ne mangeais plus la nourriture de ma mère copieuse, riche, généreuse, mais probablement trop calorique pour ma morphologie et ma condition génétique, et je m'empiffrais avec vraiment beaucoup de parcimonie de cette nourriture de cantine qui n'était pas aussi bonne que celle de ma mère, mais qui me permettait en tout cas de communiquer beaucoup plus facilement avec mes camarades de classe. J'ai passé une année merveilleuse, ces changements ont développé chez moi une personnalité complètement différente, et au lieu d'être le faible au milieu des forts, ce que j'étais dans mon précédent lycée, je suis devenu un des plus forts de mon lycée. Pour la petite histoire, je fus même le leader politique, causant beaucoup de problèmes aux enseignants et aux responsables du lycée qui ne m'en voulurent pas trop, car j'avais probablement une personnalité atypique, et de surcroît, j'étais devenu le meilleur élève de ma classe. Par le simple pouvoir de la parole, je réussissais à déclencher une grève au grand désespoir du proviseur du lycée et du secrétaire général dont la seule ressource fut alors d'appeler ma mère pour qu'elle tente de me faire revenir à la raison. J'avais goûté à la liberté, c'était fini, je n'écoutais plus personne, et je jubilais de pouvoir exercer un pouvoir à la mesure des frustrations que j'avais ressenties auparavant. J'avais probablement fait ma propre révolution sans le savoir mais en multipliant des modifications qui pouvaient sembler simples mais dont la somme a été pourtant très efficace. Cependant, c'était une période particulière à un âge particulier ! La puissance de notre société et sa détermination à nous remettre dans un moule suggèrent probablement que nous devons provoquer régulièrement des changements ou des petits changements pour essayer de nous épanouir le plus possible.

Ces changements, je ne les ai pas réfléchis, puisque je me suis retrouvé dans une situation qui m'obligeait à les mettre en place. Mais si je les avais effectués de façon délibérée, j'aurais probablement obtenu le même résultat. Je remercie les conditions qui m'ont permis d'arriver à ce statut qui m'a largement rendu service dans les années qui suivirent. Entraîné à prendre la parole avec facilité, confiant en moi-même, devenu autonome car mes parents ont bien été obligés de subir mon évolution, enfin actif et sportif, mon avenir se dessinait sous de meilleurs augures. Je réussis à en garder les stigmates les plus profonds et à oublier ces périodes tristes de lycée où je m'étais enfermé sur moi-même et où finalement je souffrais en silence.

J'en ai tiré la conclusion que ma personnalité avait été conditionnée et avait donné naissance à des habitudes et des routines que je pratiquais avec une constance immuable, mais qui m'empêchaient d'être aussi heureux que je pouvais l'être. Par contre, les différents changements que j'ai opérés, petits parfois, m'ont permis d'atteindre une autre personnalité qui, à son tour, m'a permis d'avoir une expression plus heureuse de la vie.

Pour compléter le propos, c'est une question que je peux poser à chaque période de ma vie, car en l'occurrence il s'agissait d'une période étudiante, avec des besoins et des obligations qui ne sont pas les mêmes que ceux que j'ai eus après. Et je me demande aujourd'hui si, par moments, je n'aurais pas dû modifier certains de mes comportements, certaines de mes habitudes pour profiter le plus possible des moments d'existence qui m'étaient offerts.

C'est toute cette réflexion que j'ai voulu partager avec le lecteur en essayant d'étudier ce que sont les habitudes, comment elles conditionnent notre personnalité, comment on peut éventuellement les changer pour atteindre un stade de bonheur plus important. Les quatre éléments que je retiens de ce préambule seront l'alimentation, pas de surprise ici puisque c'est mon métier, la forme physique qui incorpore bien entendu également la santé, le psychisme qui peut parfois se modifier seul, que l'on peut améliorer légèrement, mais aussi l'environnement, qu'il s'agisse de l'environnement au sens géographique du terme ou bien de l'environnement sociétal, c'est-à-dire les relations, amicales, professionnelles ou encore familiales.

Quand on décide de tout changer, c'est bien entendu pour vivre mieux. Mais quel est l'intérêt d'obtenir des améliorations si ce n'est pour se sentir plus heureux ? On dit par exemple qu'on a envie d'être plus en forme, qu'on veut éventuellement changer de corps, qu'on aimerait améliorer nos relations avec les autres, que l'on veut mieux manger mais, en définitive, c'est pour tenter d'obtenir un bénéfice et pour ressentir soi-même un état d'apaisement et/ou de bien-être. Notre aspiration étant d'atteindre le bonheur ou une forme de bonheur.

Qu'est-ce que le bonheur ?

J'ai demandé à plusieurs personnes autour de moi quelle était leur idée du bonheur et que cela représentait pour eux. Une partie d'entre eux m'a déclaré que c'était un sujet bien trop vaste, qu'il suffisait de consulter des ouvrages de philosophie. Pour ma part, je ne suis pas complètement d'accord avec cela, car il s'agissait de théoriser cette notion, alors qu'en réalité je recherche des éléments pour rendre la vie plus agréable. Un autre m'a dit que le bonheur consistait à être en paix avec soi-même et avec les autres. C'est une définition que j'ai retenue et qui m'a semblé pertinente. Se sentir bien dans son corps, se sentir à l'aise dans ses mouvements, semblait être une des composantes majeures de ce bonheur pour mon coach de sport. Mon petit-fils a eu cette phrase très surprenante en me disant que le bonheur c'était le contraire du malheur. C'est cette dernière idée qui m'a fait réfléchir et réaliser que si on voulait changer quelque chose, ce n'était pas pour le plaisir de changer mais pour obtenir un bénéfice, ce bénéfice devant répondre à une forme d'insatisfaction vis-à-vis de la situation préalable au changement. Mais est-on bien sûr qu'il suffit de changer une seule chose pour atteindre le bonheur et qu'il ne faut pas modifier l'ensemble de nos comportements ? Un autre de mes amis m'a déclaré à table après une partie de tennis : « Tu vois, le bonheur, c'est manger ce plat de spaghettis après avoir fait un peu d'exercice physique, d'être au soleil et de bavarder avec toi. » Au fond quelque chose d'assez simple : il venait d'évoquer devant moi un mix d'exercice physique, de nourriture, de relation à l'autre et de besoin de sérénité. Chacun de nous devrait se poser cette question et essayer de se remémorer les moments de bonheur. Un paysage séduisant, un moment d'amour, des sensations physiques, une nourriture d'exception, une période de vie apaisée ; à chacun le sien ! Vous verrez qu'on y trouvera régulièrement un rapport avec la nourriture, la forme physique, l'environnement, ou le contact avec les autres.

Même le marathonien qui vient d'effectuer un effort physique important ressent un bonheur à la fin de la course. Bien sûr, il y a des phénomènes chimiques à l'œuvre, comme les endorphines, mais cela provient aussi en grande partie de cette espèce de satisfaction de s'approprier son corps et d'obtenir une réussite complètement personnelle, indépendamment de son classement.

Finalement, est-ce que l'essentiel de notre vie ce ne serait pas de comprendre et de créer notre bonheur en travaillant à améliorer notre qualité de vie ainsi que celle de nos proches et de tout le monde ? Au fond, j'entreprends le travail pour devenir un militant du bonheur et trouver des solutions du quotidien pour y parvenir.

Le bonheur se moque de l'âge, du sexe, du quotient intellectuel, de l'apparence physique ou du niveau d'éducation. Curieusement, il est observable en radiologie car les émotions positives se manifestent par un surcroît d'activité de notre cortex préfrontal gauche. Être heureux est d'abord un sentiment subjectif, qui ne survient pas forcément comme on l'imagine. Souvenez-vous de ces stars que tout le monde adule un jour et qui, un autre, se suicident ou se détruisent. Pensez à ces sœurs siamoises qui se disent heureuses dans leur situation et refusent d'être séparées. le bonheur est différent de la sensation de bien-être ou de plaisir que nous pouvons percevoir physiquement. Imaginer que vivre à la campagne va suffire à nous apporter le bonheur parce que nous aimons la nature ne fera pas disparaître pour autant la difficulté de lutter contre le froid, les coupures d'électricité, un mauvais fonctionnement d'Internet, les problèmes d'approvisionnement, l'absence de spectacle ou de culture…

Il semble que nous soyons programmés depuis la naissance pour être plus ou moins réceptifs au bonheur. Une expérience menée à l'université de Minnesota par David Lykken[1] l'a démontré. Il a comparé des faux jumeaux et des vrais jumeaux séparés à la naissance et observé que 44 % des vrais jumeaux ont développé une idée similaire du bonheur contre 8 % seulement des faux. Selon lui, le facteur héréditaire de cette perception de bien-être compterait pour environ 50 %. Pour 10 %, ce serait le niveau de revenus, la vie conjugale et même la religion. Le reste serait affaire de personnalité, de capacité à se socialiser ou à être extraverti, ainsi que notre réponse à chaque événement significatif de la vie.

Se sentir bien dans sa peau

J'ai toujours été intrigué par la réponse à une de mes questions en consultation : « Qu'attendez-vous de l'amaigrissement ? » Immuablement, cette réponse était « Pour me sentir mieux dans ma peau ». Se sentir mieux dans sa peau signifie qu'on ne s'y sent pas suffisamment bien, ou même qu'on s'y sent mal, et que cela gâche en quelque sorte le plaisir de vivre d'un grand nombre d'entre nous.

---

1. David T. Lykken, Thomas J. Bouchard Jr, Matt Mcgue, Auke Tellegen, "The Minnesota Twin Family Registry: Some Initial Findings", *Acta geneticae medicae et gemellologiae: twin research*, n° 39-1, 1990.

Cela ne concerne pas uniquement des personnes ayant des problèmes de surpoids, mais aussi tous ceux qui ont une idée négative de leur corps.

Les tentatives permanentes pour essayer de restaurer chez chacun d'entre nous la notion de corps idéal qui n'est pas du tout le corps de certains mannequins exhibé ou fantasmé sur les réseaux sociaux, sont souvent vouées à l'échec. Car l'expression « ne pas aimer son corps » ne signifie pas forcément que le corps lui-même est en question. C'est peut-être, beaucoup plus simplement, notre regard sur nous-même qui est négatif. Changer, dans ce cas, invite bien sûr à changer de corps pour modifier la perception qu'on en a, mais doit s'accompagner d'un grand nombre d'autres changements, nous le verrons plus tard.

De la même façon, l'exercice physique est une espèce de challenge qui pousse les gens à aller de plus en plus loin, au point que cela finit par ressembler à une addiction. Dans la salle de musculation que je fréquente, j'observe deux attitudes : la première, des super musclés qui visent un objectif qui consistera à les rendre super super musclés. Mais pour quelle raison ? Simplement parce qu'ils n'ont pas d'eux-mêmes une image suffisamment valorisée et qu'ils cherchent inconsciemment à obtenir plus, au-delà du fait d'avoir de gros muscles. Comme il n'y a pas de limite, ils continuent en espérant qu'en augmentant leurs muscles, ils toucheront au but : histoire sans fin ! À l'inverse, dans la même salle de sport, j'observe des personnes au physique malingre, parfois extrêmement minces, qui souffrent d'un autre complexe, c'est la vision d'un corps négatif, introduite cette fois-ci simplement par la maigreur. Et d'ailleurs, la cohabitation de ces deux attitudes fait du mal aux uns comme aux autres. Celui qui est musclé se veut encore plus musclé car l'autre lui projette l'image d'un corps qu'il ne souhaiterait pas avoir, et celui qui est bien maigre souhaiterait évidemment atteindre un objectif qu'il a en face de lui et pour lequel il va transpirer sans avoir de garanties sur le résultat.

Bien vivre avec ce qui nous entoure

« L'enfer, c'est les autres », disait Jean-Paul Sartre, mais l'enfer c'est également la difficulté que nous avons à nouer des relations de bonne qualité avec l'ensemble de notre environnement. Je veux dire par là que nos relations familiales, c'est-à-dire cette ambiance que nous avons au sein de nos familles proximales ou plus distales, nos relations avec notre environnement général, que ce soit au travail, avec nos voisins, ou toute personne avec qui nous sommes en mesure d'échanger quelque parole peuvent comporter des tas d'éléments négatifs. La frustration, la jalousie, la colère rentrée, les silences sont autant de choses qui agissent sur notre psychisme en nous empêchant de vivre mieux. Combien de petites bisbilles du quotidien suffisent à nuire à notre sérénité. Un mot de la boulangère que nous considérons comme agressif, une fâcherie avec un collègue de bureau, un conflit avec un membre de la famille, et notre cerveau s'en retrouve retourné nous empêchant tout simplement de profiter du bonheur d'exister. Et pourtant, il suffit d'agir sur soi-même pour obtenir des résultats. C'est notre façon de considérer les situations qui pose un problème, ce n'est pas forcément la situation.

C'est pour cela que je vous exposerai un peu plus tard dans ces pages[2] les théories qui se pratiquent, parfois dans des contrées très reculées, pour essayer d'améliorer la qualité de vie au travers de notre élément de réponse, de notre façon de considérer nos rapports avec les autres.

De même, les soucis et inquiétudes sur notre santé sont des éléments qui peuvent nous poser problème. Je ne parle pas bien sûr du cas des hypocondriaques qui vivent mal en permanence car atteints de nombreuses maladies imaginaires, mais je pense à tous ceux qui, ressentant un mal-être, essaient de le transférer sur des symptômes physiques pour lesquels ils n'auront pas de réponse.

Pour vous donner un exemple qui me paraît assez significatif, nous avons connu il y a une dizaine d'années une vague de symptômes auxquels on a donné le nom de spasmophilie. Beaucoup de femmes se disaient spasmophiles, présentaient des clignements de la paupière, des états d'irritation, des douleurs, bref tout un tas de symptômes qu'il était difficile d'étiqueter et auxquels certains ont choisi de donner ce nom. Peu importaient d'ailleurs les symptômes, dès qu'on ne comprenait pas, on classait ça dans

2. voir p. 62.

la case spasmophilie. Assez curieusement, cette maladie s'est éteinte toute seule. Elle a quand même été remplacée par une autre, la fibromyalgie. Les gens qui décrivent les symptômes de cet état les ressentent vraiment, mais il n'y a pas de traitement satisfaisant et nous ne saurons jamais quelle est la part entre l'ignorance des médecins d'une nouvelle maladie (La Faculté ne recule jamais à mettre un nom sur des symptômes, alors qu'il n'y a pas de traitement et aucune certitude scientifique), ou des manifestations psychologiques, ou encore une forme d'empoisonnement d'origine environnementale. Car la traduction de ce terme signifie simplement « douleur des fibres musculaires ». Ça me rappelle un de mes professeurs de médecine quand je décrivais les symptômes d'un malade en les nommant céphalée qui me disait : « Pourquoi n'appelles-tu pas cela mal de tête ? » En réalité, les symptômes sont à peu près les mêmes : douleurs, difficultés à l'endormissement, sensation de fatigue permanente… et rappellent étrangement ceux de la spasmophilie. Mes confrères médecins ont trouvé fort avantage à rassembler cet ensemble de symptômes sous le terme de fibromyalgie. Cela permet ainsi à chacun de cristalliser son mal sur un nom, sans aucun remède d'ailleurs mais en obtenant une reconnaissance. Cela peut parfois suffire à apaiser la personne sans toutefois guérir le mal-être. C'est aussi pourquoi la santé fait partie, à mon avis, de l'équilibre physique et qu'il est très important de s'en occuper, mais avec une méthodologie qu'il nous faut décrire.

Enfin, depuis quelques années, l'écologie a pris une grande part dans notre existence. Bien sûr, il y a d'un côté le marketing écologique qui a rempli nos magasins de tout bio et de l'autre côté, nous qui nous efforçons de modifier nos habitudes progressivement en roulant à vélo, en utilisant des voitures électriques. Mais le désir d'écologie, au-delà des considérations scientifiques, répond probablement aussi à une volonté d'améliorer globalement notre environnement ainsi que notre ressenti de la vie. Quitter la ville pour partir habiter à la campagne ne sera sans doute pas suffisant.

Mais un environnement, ce n'est pas seulement un environnement écologique, c'est aussi l'environnement dans lequel nous évoluons, c'est-à-dire tout ce qui nous entoure, par exemple à l'intérieur de notre maison. La disposition de nos meubles, l'orientation de notre lit, les couleurs que nous utilisons dans nos maisons, sont autant d'éléments qui permettent également de modifier nos comportements. On a beaucoup parlé du feng shui qui consiste à utiliser les cinq éléments que sont le bois, le métal, l'air, le feu et l'eau pour essayer de créer une ambiance apaisante. C'est en réalité une stratégie pour trouver sa place dans un espace en utilisant différents artifices. Nous sommes conditionnés par cet ensemble environnemental qui n'est pas seulement lié aux émissions de carbone et à la consommation électrique, mais aussi à la façon que nous avons de vivre et d'occuper l'espace. C'est pour cela que je voudrais aborder chacun de ces éléments séparément pour essayer de donner quelques trucs et tuyaux afin d'améliorer les choses et de vivre plus heureux.

Le bonheur, une combinaison de facteurs et une notion relative

Mais pour reprendre sur cette notion de bonheur, je voudrais continuer en citant ce que m'avait dit un proche, récemment décédé, qui m'expliquait que le bonheur, c'était en réalité l'addition de petits bonheurs. Mais pour moi, ce n'est pas du tout ça : l'addition de petits bonheurs, c'est la satisfaction ou des jouissances qui ajoutées les unes aux autres rendent joyeux, ce qui n'est pas, à mon sens, la même chose qu'être heureux. Se sentir bien dans sa peau, ne pas avoir de complexe, éviter les conflits, avoir un environnement apaisant, se sentir en bonne santé ou essayer de l'être, faire bouger ses muscles et ses articulations me semblent des moyens de se sentir bien dans l'espace et suffisants pour atteindre ce niveau de bonheur.

En réalité, le bonheur est une notion extrêmement relative et subjective qui dépend surtout du ressenti de chacun d'entre nous. C'est pour cela que je pense qu'on peut travailler sur différents éléments pour approcher cette sensation. Saviez-vous qu'il existe un institut du bonheur au Danemark ? On y apprend des techniques pour être plus heureux. Étonnant mais réel !

On dit souvent d'ailleurs que l'argent ne fait pas le bonheur, bien que, globalement, les gens les plus heureux de la planète habitent des pays qui ont le produit intérieur brut le plus élevé. La réalité c'est que le manque d'argent empêche le bonheur, mais dans les pays où l'essentiel est assuré (logement, nourriture, santé), ce n'est plus le revenu qui compte, bien qu'il puisse y avoir de grandes différences. Il existe régulièrement une classification sur le niveau de ressenti de bonheur de différents pays[3]. Les États-Unis, pourtant reconnus comme riches, ont été classés en 2017 en 18e position après le Costa Rica… juste avant Porto Rico[4].

On a évoqué comme une anecdote la politique du Bhoutan qui ne se concentre pas sur l'argent, et donc le produit national brut, mais sur le bonheur national brut. La plupart des documentaires qui ont traité cette question laissent percevoir une forme d'ironie amusée sans s'intéresser au fond du sujet. Car l'essentiel de notre vie c'est de la laisser s'écouler le plus agréablement possible. Croyez-vous que ce genre de politique inspire nos dirigeants ? Économie, travail, revenu, intérêts sont les seules préoccupations. Peut-être qu'ils devraient davantage se questionner pour savoir si nous sommes heureux ou non et peut-être que le Bhoutan a réellement raison… Ça ne signifie pas qu'on abandonne tous les autres sujets mais qu'on priorise le bien-être de sa population. Cela nous éviterait peut-être les confrontations agressives, la violence et même la détresse de certains.

---

3. World Happiness Index, selon la méthode de l'échelle de Cantril tous les 20 mars de chaque année.
4. D'après le livre de Meik Wiking, *Le Livre du lykke*, Pocket, 2018.

Le bonheur, conditionné par nos habitudes ?

Je vous propose d'abord une réflexion autour de nos habitudes, comment elles formatent notre personnalité et inversement. Très souvent, on entend cette phrase : « Il faut que je change tout. » Mais il n'est pas forcément nécessaire de tout changer pour être plus heureux, c'est souvent soi-même qu'il faut changer ainsi que ses propres habitudes. D'ailleurs, c'est généralement très difficile à réussir et c'est ce qui empêche la plupart d'entre nous de passer à l'action et nous laisse à notre insatisfaction. Il suffit peut-être de changer doucement les éléments les plus structurants de notre existence comme je l'ai écrit plus haut : l'alimentation, la santé et l'activité physique, notre psychisme, notre environnement… Ce sera d'ailleurs une meilleure façon d'atteindre l'objectif.

Habitudes et cerveau, un ancrage fort

J'ai tenté de MIEUX circonscrire ce que signifiait le mot habitude et ce que cela représentait. Je me suis donc documenté dans plusieurs ouvrages réputés sur le sujet. L'un d'entre eux, de Charles Duhigg[5], relatait une expérience extrêmement intéressante effectuée par une chercheuse du MIT sur des rats pour mieux comprendre comment se forment les habitudes et comment elles évoluent.

---

5. Charles Duhigg, *Le Pouvoir des habitudes*, Flammarion, Clé des champs, 2016.

Ainsi la scientifique a établi un protocole où elle entraînait des rats à courir dans un labyrinthe pour créer l'habitude d'y circuler et d'y recueillir une friandise (un carré de chocolat) au terme du déplacement, en bref une récompense. Une fois la porte ouverte, après quelques essais laborieux pendant lesquels l'animal grattait les parois, s'égarait, revenait en arrière, il finissait par trouver son chemin et, au fur et à mesure de l'expérience, effectuait le trajet de plus en plus vite pour s'accaparer la cible. Il suffisait qu'il rentre dans le labyrinthe pour foncer directement chercher le chocolat. Elle venait donc de fabriquer une habitude. Puis elle déplaça la récompense et notre rat ne retrouvant pas l'objet de sa recherche perdit l'habitude du déplacement automatique, circulant dans le labyrinthe de façon désordonnée. Elle avait donc éliminé cette habitude juste en déplaçant la récompense, sans bien entendu modifier le labyrinthe. On aurait plutôt attendu que le rat reprenne sa trajectoire normale même s'il n'y avait pas de récompense au bout, pourtant il ne le faisait plus. Par la suite, elle remit la récompense à l'ancien emplacement où le rat avait l'habitude de l'y trouver et il suffit d'attendre la seconde fois où on ouvrit la porte pour que l'ancienne habitude refasse surface. Le rat avait retrouvé son chemin habituel pour pouvoir bénéficier de la récompense, se déplaçant aussi vite qu'à la fin de la première expérience. La chercheuse en conclut que les habitudes ne disparaissent jamais réellement, car elles sont installées, gravées dans notre cerveau comme sur le disque dur d'un ordinateur. Elle fit le parallèle avec l'être humain en confirmant qu'en réalité on ne pouvait pas supplanter une ancienne habitude par une nouvelle habitude qu'elle soit bonne ou mauvaise. Elle signifiait donc par-là que, quand nous avons appris un schéma qui a conduit à une habitude donnée, il est difficile de s'en échapper. Cela signifie également qu'en installant une nouvelle habitude nous n'avons pas la capacité d'éliminer l'ancienne. Cela a une immense importance dans la recherche de nos comportements et surtout quand nous souhaitons les modifier. L'exemple le plus frappant étant celui de l'alcoolisme ou du tabagisme. On observe évidemment à l'arrêt de l'une et l'autre de ces substances que le résultat reste toujours fragile. Combien d'anciens fumeurs ou alcooliques sont en menace de récidive et s'obligent à ne consommer ni cigarette ni alcool pour ne pas reprendre de peur que la nouvelle habitude ne soit recouverte par l'ancienne habitude ? C'est aussi ce que j'observe régulièrement dans les comportements alimentaires. Il ne suffit pas de modifier pendant un temps donné des habitudes et un comportement pour envisager une réduction complète des troubles quand ils existent. C'est la démonstration même de l'étude précédemment citée.

Toujours dans le même institut, dans les années 1990 – ainsi le rappelle Charles Duhigg – les chercheurs ont essayé de déterminer où pouvait se situer la formation des habitudes dans le cerveau. Pour répondre à cette question, ils ont installé dans la tête des rats un appareillage qui permettait de suivre l'activité électrique, puis l'animal était placé dans un tunnel en forme de T avec un morceau de chocolat à droite ou à gauche. Le rat était placé derrière une cloison qui s'ouvrait en général avec un déclic sonore. Quand le rat entendait le déclic au début de l'expérimentation, il perd du temps à aller au bout du tunnel avant de choisir l'un des deux côtés et finit au bout d'un laps de temps plus ou moins long à trouver tout de même l'endroit où le chocolat est caché et peut le dévorer. Les expériences se répétant, les chercheurs observent que le rat met de moins en moins de temps pour arriver jusqu'au morceau de chocolat jusqu'au moment où dès le déclic sonore le rat finit par emprunter le chemin qui le conduit au chocolat de façon automatisée afin de consommer la friandise, Un peu comme dans l'expérience précédente. Les chercheurs du MIT ont fini par isoler la zone du cerveau où l'opération se déroulait car pendant l'intervalle de temps où le rat cherchait le chocolat, ce qu'on appelle les noyaux gris – une zone spécifique du cerveau – fonctionnait de façon accélérée. Le plus étonnant de cela c'est qu'au fur et à mesure de l'expérience, autant l'activité électrique des noyaux gris était forte pendant la période où ils recherchaient le chocolat avant de le trouver, autant quand ils ont automatisé l'habitude, et donc la routine, l'exercice s'effectuait en mobilisant de moins en moins de cellules du cerveau.

On a pu conclure que les habitudes s'inscrivaient dans une zone du cerveau, qui leur permettait d'ailleurs d'être mis en mémoire et qui pouvait se réactiver à n'importe quel moment comme l'a montré la première partie de l'expérience que je viens de relater.

Pourquoi les habitudes ont la vie dure

Il en est étonnamment de même pour l'être humain qui, lorsqu'il a pris une habitude, finira par l'automatiser totalement et sans la moindre nécessité de réflexion et d'interaction. Ce qui explique en partie que les mauvaises habitudes sont beaucoup plus difficiles à décrocher que ce que l'on pense car elles ne sont pas le fait d'une action organisée et préalablement choisie, mais résultent d'une action totalement automatisée inscrite dans notre modèle d'activité régulière ancienne. Ce qui explique aussi pourquoi, lorsque l'on veut changer des choses dans sa vie, il y a plus de difficultés que ce que l'on pense. Il faudra donc procéder en douceur et non pas simplement se dire que l'on va passer d'un état à un autre par la simple volonté. Cela explique en partie pourquoi, à la suite de traitements réussis, nous assistons parfois à des rechutes : décider de modifier un comportement pour en provoquer un nouveau ne suffit pas. Nous n'arrivons pas à effacer d'anciennes habitudes, mais nous pouvons peut-être en former de nouvelles plus complexes qui vont reléguer les anciennes loin derrière, un peu comme si nous décidions d'empiler beaucoup de briques les unes sur les autres en plaçant le plus bas possible celles qui n'auraient pas la meilleure qualité. La plupart des auteurs, d'après les livres que j'ai consultés, sont d'accord pour dire que l'habitude se forme selon un circuit assez particulier qu'ils appellent les uns les autres le signal pour point de départ, suivi par un ensemble de procédés qui doivent nécessairement aboutir à une récompense pour qu'une habitude s'installe. Autrement dit, une habitude résulte d'un signal donné qui permet d'accomplir un parcours, lequel doit conduire systématiquement à une récompense.

Parmi ce que j'ai relevé pour compléter le propos c'est qu'autant le signal peut être facilement identifiable (que ce soit un son, une odeur, un moment…), autant la récompense n'est pas toujours celle que l'on croit. Je prends par exemple mon métier où certaines personnes déclarent souffrir de compulsions alimentaires dont elles ne peuvent jamais se défaire. *A priori* on pourrait penser, selon le schéma qui a été indiqué, que le signal serait par exemple un stress ou une pensée inconsciente angoissante qui conduit à la prise alimentaire, le signal étant la pensée inconsciente, la prise alimentaire étant le processus d'action pour aboutir à une récompense qui serait une prise alimentaire. Mais peut-être que la prise alimentaire n'est pas la récompense, mais plutôt le fait de la prise alimentaire qui a permis d'anesthésier la pensée pendant l'intervalle de temps où la personne mange. Cependant le modèle reste assez pertinent, et on peut dire qu'une habitude se forme quand même de façon systématique avec un point de départ, le signal, qui oblige à exécuter une action, pour aboutir à une finalité qui permet en général d'obtenir une récompense quelle qu'elle soit.

Essayer de changer beaucoup de choses sans vouloir tout changer consiste tout de même à modifier un grand nombre d'habitudes et c'est pour cela qu'il est nécessaire de comprendre comment elles fonctionnent et comment elles se sont installées, avant même d'adopter un autre comportement. Autant il est facile de contrôler une habitude comme celle de se lever le matin pour aller prendre un café, autant il sera difficile de modifier une habitude qui consiste par exemple à détester faire du sport, à se forcer à modifier son comportement alimentaire, à modifier son sommeil…

Changer ses habitudes, un processus d'analyse

Voilà pourquoi lorsque l'on décide de changer un mode de vie, il faut d'abord une analyse précise et détaillée de ce que nous sommes avant de choisir des outils pour y arriver.

Prenons par exemple le phénomène des bonnes résolutions. En 2016, une étude réalisée à l'université de Bristol[6] qui a sondé environ 3 000 personnes a montré que plus de 90 % des résolutions prises en début d'année échouaient. Pourquoi ? Parce que ça s'appelle mettre la charrue avant les bœufs. Au travers de ce que je viens d'écrire, il est facile de comprendre la difficulté. Arriver à arrêter de fumer, arriver à maigrir, penser à faire une activité physique nécessite un ensemble d'efforts qu'il est nécessaire de planifier et de programmer auparavant. Si on décide de briser la mauvaise habitude pour en bâtir une meilleure, il faut reconstruire l'ensemble des systèmes qui vont

6. voir https://www.qapa.fr/news/bonnes-resolutions/

permettre d'arriver à cela. Ainsi il aurait bien mieux valu, par exemple, prendre le temps de modifier progressivement chacune des étapes de l'habitude préalable avant de vouloir simplement changer du tout au tout sans réfléchir à quoi que ce soit d'autre.

Le sommeil est vraiment un bon exemple car il incorpore à la fois la notion de temps (heure du coucher, de l'endormissement, du réveil, durée du sommeil), celle d'environnement (avec ou sans bruit, un lit confortable, un emplacement satisfaisant, une température correcte), et celle de l'organisation générale dans le schéma d'une journée (loin du repas, après une séquence de télévision ou d'ordinateur, avec ou sans souci, seul ou avec un compagnon). On ne peut donc pas simplement se contenter de décider d'améliorer son sommeil sans réfléchir à l'ensemble des paramètres.

Si je vous ai parlé du bonheur et des habitudes, vous l'avez compris, c'est parce que les deux sont étroitement liés et qu'agir sur les unes peut permettre de générer l'autre. Pour commencer ce travail, je vous propose d'aborder d'abord la question essentielle du psychisme.

AMÉLIORER SON PSYCHISME

« J'ai pas le moral, je suis fatigué en permanence, j'ai pas envie de me lever le matin, je manque d'énergie, j'ai envie de dormir tout le temps, j'aimerais trouver quelque chose qui me stimule, je prends du plaisir à pas grand-chose… » Et même parfois, d'autres signes indirects peuvent apparaître qui signalent le même problème. « Je grignote en permanence, je n'arrive pas à arrêter de fumer, je suis agressif avec mon entourage et avec les miens, je ressens de la colère assez souvent. » Allons plus loin encore, « je n'ai rien envie d'entreprendre, tout ce que je fais ne sert à rien, j'ai du mal à aller à mon travail, je n'arrive pas à atteindre le moindre de mes objectifs, je suis sédentaire ».

En bref, on pourrait résumer en disant simplement : « Je n'ai envie de rien. » Toutes ces phrases, il arrive très fréquemment de les entendre dans les bureaux des médecins. Bien sûr, le rôle des médecins est d'être à l'écoute, ce qui parfois sert à exorciser un mal-être. Cependant, les solutions qui sont adoptées d'autres fois sont souvent insuffisantes et inadaptées à la situation. On étiquette assez facilement tout cela avec le mot dépression et vous voilà dans une petite case !

En finir avec la solution-médicament

Ainsi fréquemment, la réponse *a minima* consiste à prescrire un médicament placebo ou parfois plus fort, comme des anxiolytiques, voire des antidépresseurs. Il ne s'agit pas ici de renier le travail des psychiatres et des psychologues, mais peut-être est-il possible d'avoir recours à d'autres solutions simples pour traiter soi-même le sujet. La plupart du temps, le placebo, comme les compléments alimentaires (nous en reparlerons dans le chapitre suivant), agit sur le psychisme des individus en les reconditionnant, c'est en quelque sorte un artifice une branche à laquelle se raccrocher pour se dire qu'on ne tombera pas. L'Académie de médecine a considéré que le placebo pouvait être considéré comme un médicament. À ce titre, je ne peux pas y renoncer. Mais quelle futilité d'aller donner du magnésium sans le moindre dosage, des vitamines, de la vitamine D ou n'importe quel autre pseudo-médicament, y compris de la poudre de perlimpinpin sous forme de gélules bien marketées, pour essayer de régler le problème sans s'attaquer au fond.

Et même, il s'agit parfois de provoquer un état de régression, surtout lorsque l'on donne des vitamines sans avoir la moindre idée d'une carence ou non, juste parce que « vitamines » est un mot chargé d'imaginaires. Bien sûr, il peut être légitime de le faire à condition qu'il existe des signes cliniques… mais combien de signes cliniques observés pour combien de prescriptions ? La plupart du temps, il s'agit d'une prescription aléatoire, de la délivrance d'une feuille à la manière d'une incantation de magicien. Les vitamines sont une façon de remonter à l'enfance : beaucoup de mamans soucieuses en proposent à leurs enfants au moindre doute. Donner de nouveau des vitamines à l'âge adulte permet de créer une forme de régression à l'état de l'enfance, dont nous gardons en mémoire l'insouciance, l'optimisme, la légèreté de vie, la protection des parents, le jeu aussi. Cette association entre la prise de vitamines et le rapport à l'enfance permet d'influencer les symptômes. Si ça marche pourquoi pas ? Mais le problème reste souvent non résolu.

Les anxiolytiques servent à éteindre un symptôme, en créant une forme de somnolence légère qui permet de détacher l'individu de certaines idées qui peuvent l'obséder, l'inquiéter, voire plus loin l'angoisser. Aucun d'entre eux n'a jamais réussi à traiter définitivement le problème. Il s'agit d'un cache-misère qui permet de laisser passer du temps en espérant que la situation ou la personne puisse se modifier et donc améliorer ses conditions de vie. Voilà pourquoi quand on ne se sent pas bien, que l'on ne trouve pas de solution après avoir essayé de multiples traitements, on peut parfois avoir envie de tout faire exploser, de casser le cadre et de tout changer. Ce n'est pas la solution, c'est l'objet de ce chapitre.

Quand on donne des antidépresseurs, on tente d'agir sur les hormones de notre cerveau, qui ont une fonction essentielle dans nos sensations de bien-être physique et psychique. Elles ont pour noms dopamine, noradrénaline, sérotonine, endorphines… Leur activité stimule ou annihile toutes les émotions comme le plaisir, le désir, la motivation. Par exemple, la dopamine intervient dans l'anticipation, la motivation, la projection d'émotions positives. La sérotonine va agir sur la régulation de nos humeurs. On dit qu'elle est stimulée par les passions amoureuses, les relations sociales, les pensées positives, les contacts physiques. C'est en quelque sorte un euphorisant. C'est pour cela qu'on a qualifié le Prozac d'hormone du bonheur car il permet de recapter la sérotonine et donc d'éprouver des sentiments positifs. Les chercheurs ont démontré une relation entre le déficit de sérotonine et la dépression, ce qui a conduit à la production de ce médicament. Les endorphines, dont on soupçonne les grands sportifs d'avoir une forte sécrétion, sont considérées comme les hormones du plaisir. Elles ont un effet euphorisant, antidouleur et diminuent l'anxiété. Certains médicaments permettent d'en augmenter la sécrétion de façon artificielle. Voilà pourquoi la facilité consiste à les prescrire quasiment immédiatement dans une société en permanence impatiente à la recherche de solutions rapides et faciles.

Mais toutes les hormones interagissent les unes avec les autres et se trouvent dans différentes parties du cerveau. Alors oui, la prescription des médicaments peut intervenir pour modifier les taux des hormones, mais des méthodes peut-être plus naturelles peuvent arriver au même résultat. Car si nous avons réussi à retrouver des relations entre des sécrétions hormonales et des sensations subjectives, on peut également imaginer pouvoir trouver des modèles d'action spécifiques, physiques ou psychiques, entraînant des libérations d'hormones ayant le pouvoir de provoquer les mêmes effets.

Il faudrait donc avoir une compréhension profonde des raisons de ces états de mal-être pour imaginer d'autres propositions que la prise de médicaments. Faute de quoi, il faudrait se résoudre à prendre régulièrement, et toute sa vie, des drogues. J'en arrive à un point de ma carrière où je ne le crois plus. Il faut se poser la question de savoir ce qui nous fait arriver à ce type de situation et ne plus le considérer comme un fait établi. En bref, tenter d'établir une stratégie différente pour modifier des pensées pessimistes.

Comment un mal-être peut rejaillir sur tous les aspects de la vie

L'état négatif que je viens de décrire plus haut est souvent la résultante de différents modèles de construction psychologique ou d'événements douloureux de la vie ou même de petites contrariétés que certains n'arrivent pas à gérer.

Je voudrais prendre ici un exemple que j'ai rencontré il y a quelques années. Catherine avait un travail qu'elle trouvait plutôt intéressant jusque-là, elle est assistante du directeur général d'une grande entreprise de l'agrochimie.

Elle adorait travailler avec son patron. Elle se levait le matin avec le désir de se rendre à son travail, n'avait pas vraiment de contraintes pendant toute la journée. Son patron lui laissait beaucoup de liberté, lui faisait entière confiance et lui permettait parfois même de prendre des initiatives auxquelles il n'avait pas pensé.

Malheureusement, il part à la retraite et se trouve remplacé par une jeune femme, certes extrêmement douée, mais plutôt novice dans ce secteur d'activité. Les premiers temps, Catherine se démène tant qu'elle peut pour tenter d'aider sa patronne. Celle-ci, au lieu d'interpréter cela comme quelque chose de positif, se retrouve extrêmement agacée par son comportement. Elle invoque alors l'excédent de travail de Catherine pour demander à embaucher une autre personne pour l'assister. C'est chose faite quelques semaines plus tard. Progressivement, Catherine se trouve délestée de son travail et n'arrive plus à avoir de contact direct avec sa nouvelle patronne. Celle-ci n'a affaire qu'à sa nouvelle assistante et marque une forme de désintérêt à l'égard de Catherine dont le travail n'a pourtant pas beaucoup changé.

Catherine s'obsède avec cela et finit par détester la nouvelle assistante qui, au demeurant, est une personne tout à fait charmante et qui fait tous les efforts de la terre pour lui être agréable. Rien n'a grâce à ses yeux, sa façon d'organiser le bureau, la rédaction des courriers, les classements des dossiers, son manque total d'initiative et même pire que tout, le contrôle qu'elle exerce sur ce que Catherine a fait afin de vérifier si elle dispose bien de l'autorisation de la patronne. Catherine est totalement obsédée par le sujet quand elle arrive au travail, elle ressasse en permanence tous les événements de la journée. Aucun petit détail ne lui échappe, le nombre de dossiers qui traînent sur le bureau de sa collègue, l'horaire auquel elle va déjeuner… Tout y passe. Elle est totalement envahie par le sujet. Pire encore, elle n'arrête plus d'en parler à la maison. Dès qu'elle rentre chez elle, elle évoque tous ses sujets de contrariété de la journée, en parle avec son mari, n'arrive pas à se concentrer sur l'émission de télé qu'elle aime particulièrement. Quand elle se couche, son cerveau pense déjà à sa journée du lendemain. Elle ne parvient pas à oublier le sujet. Au fur et à mesure, sa vie devient de moins en moins agréable. Elle dort difficilement, se réveille fréquemment, se lève fatiguée le matin, grignote en permanence du chocolat dans la journée… Elle n'en peut plus, elle décide de démissionner contre l'avis de son mari qui lui explique qu'elle a bien tort de s'énerver avec tout cela et qu'il suffirait qu'elle se concentre sur d'autres pôles d'intérêt de sa vie. Elle finit par se disputer avec lui, décale son aigreur à l'égard de son travail vers ses relations avec lui, et finit par lui demander de faire un break pendant quelque temps. Elle consulte son médecin généraliste qui lui prescrit un médicament antidépresseur et le complète même avec un hypnotique pour pouvoir l'aider à dormir le soir.

Elle vient me voir pour ses problèmes de poids qu'elle a gagné depuis quelques mois. Au fond, quand je dissèque la séquence avec elle, je finis par lui démontrer qu'elle est entrée dans un état obsessionnel qui a envahi complètement son cerveau, au point qu'elle ne distingue plus aucune chose positive dans sa vie, car elle a finalement perdu le sens de tout ce qui la rendait heureuse auparavant. Elle aurait pu traiter le sujet avec plus de distance et n'aurait pas dû accuser son mari de toutes les difficultés qu'elle a ressenties. Elle est en arrêt de travail et je lui demande de réfléchir sur tout ce qu'elle pouvait trouver de positif dans sa vie en dehors de son travail. Pourquoi ne faire de son travail que son seul pôle d'intérêt ? Je lui demande d'analyser les raisons pour lesquelles elle avait accusé son mari. Nous avons recherché ensemble les choses qui pouvaient lui donner le plus de plaisir. Grande amatrice de cinéma, auparavant elle prenait du temps pour choisir un film ou même parfois un spectacle, ce qu'elle a arrêté de faire depuis un long moment. Ses relations sexuelles avec son mari avaient nettement diminué, sa sexualité n'était pas épanouie. Plus aucune activité physique, le moindre mouvement l'épuisait, il n'était même pas question de faire la moindre petite marche pendant la semaine, tellement elle éprouvait de lassitude. C'est tout ce travail que nous avons entrepris progressivement, très différent de la prescription de médicaments, qui a consisté à reconditionner ses comportements.

Peut-être que vous vous souvenez des premiers chapitres de ce livre dans lesquels je vous parlais des bonnes et des mauvaises habitudes. Au fond, elle avait précédemment des habitudes qui lui permettaient de vivre heureuse, ces habitudes étaient rangées au fond de son cerveau. Elle a pris de mauvaises habitudes de comportement à cause d'un sujet qui l'a complètement obsédée et cette obsession a finalement noyé ses habitudes précédentes avec de nouvelles habitudes qui ont consisté à aller au travail stressée, à manger toujours dans un climat d'anxiété et d'angoisse, à rentrer chez elle et à ne rien faire alors qu'elle était hyperactive auparavant. En réalité, elle a construit tout un modèle de mauvaises habitudes qui ont écrasé son mode de vie précédent et dont elle n'arrivait plus à sortir. Voilà la raison pour laquelle elle est obligée aujourd'hui de prendre des médicaments. Certaines petites techniques de comportement suffisent parfois à tout changer et à transformer le négatif en positif. C'est ce que nous avons fait et je vais les décrire plus loin. Ce travail a fini par réussir. Elle a repris son travail et reconsidéré les relations avec l'assistante de manière complètement différente, son travail lui sert à gagner sa vie et à essayer de passer le maximum de temps de façon heureuse. Elle a positivé les situations. Elle ira de mieux en mieux. En allant de mieux en mieux, ses relations avec son mari s'améliorent. Et comme les relations s'améliorent, sa sexualité s'améliore et elle est partie de nouveau dans un cercle vertueux. Le cas de Catherine est un exemple de ce que j'appelle une mauvaise construction mentale. Il suffit simplement de la démonter ou de déplacer, voire d'étouffer, les obsessions pour rétablir un équilibre, simplement en utilisant des techniques de comportement. Évidemment, c'est une construction progressive et cela ne se fait pas en un claquement de doigts, il faut utiliser cette technique régulièrement pour que cela fonctionne.

Prenons un autre exemple assez fréquent. On dit que la jalousie est un défaut. Elle est surtout un empêchement de vivre correctement pour beaucoup de personnes.

Deux pavillons sont côte à côte, l'un est occupé par Jean, l'autre par son voisin. La cohabitation a été excellente au début, jusqu'au moment où le voisin de Jean a commencé à faire des travaux dans sa maison. Il a ajouté une superbe véranda pour laquelle l'autorisation n'a toujours pas été accordée, alors qu'il a fini par la construire. Tous les matins, Jean regarde cette véranda avec une pointe de jalousie. Il ne se pose jamais la question de savoir s'il peut faire la même chose, il a envie de cette véranda et n'analyse pas plus loin la situation. Cette forme de jalousie va progressivement s'immiscer dans son cerveau à tel point qu'elle passera au second plan et deviendra inconsciente. Par contre, il regarde avec beaucoup plus d'acuité qu'auparavant la maison de son voisin, il en observe tous les détails. Leurs deux maisons sont à peu près bâties sur le même modèle. Il trouve désormais que la peinture de la façade d'à côté est plus fraîche que la sienne, que le gazon pousse mieux sur le devant de ce pavillon, il s'énerve de surcroît parce que les arbustes de son voisin débordent sur son jardin, ce qui l'agace prodigieusement. Il fait une fixation complète sur ce dernier. Il est allé vérifier à la mairie qu'aucun permis de construire n'avait été accordé mais n'ose pas aller jusqu'à la délation. Comme Catherine précédemment, il a oublié qu'il a lui-même plaisir à entretenir les petits arbres qu'il a plantés autour de sa demeure et ne regarde plus que les arbustes de son voisin. Progressivement, il commence à se faire lui-même des reproches : au fond, il aurait dû depuis longtemps refaire la façade de sa maison, il n'est pas assez courageux pour entreprendre de construire une véranda… et progressivement les relations avec son voisin se dégradent au point qu'il finit par ne plus lui dire bonjour et évite de le croiser dès qu'il le voit sortir de chez lui. Sa jalousie a fait place à une forme d'aigreur qui l'empêche d'avoir des relations sociales comme celles qu'il avait auparavant, et le remplit de pensées négatives. Finalement comme il ne peut rien faire contre son voisin, il finit par s'en vouloir à lui-même.

Du coup, il commence à abandonner ses propres pôles d'intérêt. Il adorait faire de la pâtisserie, c'est fini, il ne s'en sent plus le courage. Il espace jusqu'à les stopper ses passages au club de bridge qui était sa passion. Il se ferme de plus en plus autour de lui. Et tout cela se traduit par un manque d'envie global, un sentiment de défaite. Il commence même à penser à sa retraite et s'angoisse sur sa capacité à subvenir aux besoins de toute sa famille. Plus de bridge, plus de pâtisserie, plus de relations sociales… Il arrive à trouver tout un tas de raisons pour dire à la personne avec qui il vit qu'au fond il serait bien mieux à la campagne, car non seulement le logement coûterait moins cher, mais en plus ils auraient plus d'espace et probablement un avenir meilleur au moment de la retraite. Celle-ci étonnée lui demande ce qui se passe. Il commence à lui tenir un long discours sur la nécessité de refaire la maison, bref trouve tous les arguments nécessaires pour essayer de la convaincre de partir, elle qui se sent très bien là où elle vit, et est parfaitement heureuse.

Au fond, on est parti d'une histoire de jalousie mal gérée, d'aigreur pour aboutir à un sentiment global de mal-être, de tristesse. Car très souvent quand nous avons envie de tout changer, nous oublions les raisons véritables qui nous y poussent. En réalité, nous sommes victimes d'un psychisme légèrement faiblissant qui nous entraîne à aller par étapes successives jusqu'à une décision qui n'est peut-être pas forcément la bonne. Les psychiatres diront que c'est toute la différence entre le conscient et l'inconscient : le conscient, ce sont les choses auxquelles nous pensons sur le moment, que nous savons gérer émotionnellement ; l'inconscient, ce sont toutes ces pensées que nous avons accumulées qui traînent dans un coin de notre cerveau, mélangées entre elles et qui n'ont pas de corrélation les unes avec les autres. Tout cela aboutit finalement à dégrader notre humeur et notre façon de vivre.

Faire des projets dans la vie est nécessaire, stimulant et très positif. Mais un projet qui modifie des éléments très structurants de notre vie, des paramètres fondamentaux comme le lieu où nous habitons, le travail que nous effectuons, les relations que nous avons avec nos proches, nécessite une bonne forme psychique et une vraie réflexion. Quand ce désir prend corps à un moment où nous ressentons déjà un mal-être, mieux vaut y réfléchir à deux fois. Car pour ressentir du bonheur, le projet peut être de se construire soi-même une pensée positive qui permet d'améliorer notre psychisme et donc de profiter pleinement et sereinement de la vie. Si j'osais, je dirais que nous devrions concentrer tous nos efforts dans une vie pour éliminer les pensées négatives et construire des pensées positives. Cela a la même valeur que les médicaments, même si par moments il s'agit de « tricher un peu ». C'est d'ailleurs ce que proposent certaines philosophies de vie.

L'impact du bonheur sur la santé

Le bonheur favorise une meilleure santé, mais peut-il aider à vivre plus longtemps ? Pour y répondre, une étude lancée dans les années 1990[7] s'est penchée sur l'impact de l'optimisme sur la longévité. Cette étude a conclu qu'être heureux et positif a bien une action favorable sur la durée de vie.

L'étude a suivi 1 200 habitants de Jérusalem nés en 1920 ou 1921 et analysé leur santé, leur mobilité, leur bien-être économique, leurs compétences sociales, leur niveau d'anxiété et leur optimisme. Les résultats ont indiqué que l'optimisme avait un impact sur la longévité, mais

7. Jeremy M. Jacobs, Yoram Maaravi, Jochanan Stessman, "Optimism and Longevity Beyond Age 85", *The Journal of Gerontology : Series A*, n° 76-10, 2021.

pas seulement. D'autres éléments de l'étude ont montré qu'il permettait d'améliorer d'autres paramètres de santé comme le système immunitaire. Ils ont même observé une réduction des facteurs de risque d'hypertension artérielle et de problèmes cardiaques ainsi que de cancer. Déjà une précédente étude réalisée en 2016 par des chercheurs de l'université du Michigan aux États-Unis s'était intéressée au lien entre l'optimisme et la santé mentale chez les seniors[8]. Cette étude bien que menée sur un panel moins large que l'étude israélienne (4 627 participants suivis pendant quatre ans) a conclu de la façon suivante : « L'optimisme pourrait être une cible originale et prometteuse des stratégies de prévention et d'intervention visant à améliorer la santé cognitive. Une attitude positive lorsqu'on envisage l'avenir permettrait de diminuer la dégradation de la mémoire et du jugement. »

Les chercheurs israéliens ont mené leur étude sur une période bien plus longue. Car en plus des entretiens individuels, les chercheurs ont examiné les dossiers médicaux et, plus tard, les décès des participants. Ils ont pris en compte des paramètres tels que le sexe, la situation économique, la situation matrimoniale et parentale, les niveaux d'instruction, l'activité physique et sociale… Une fois en possession de toutes ces données, l'équipe a déterminé qu'il y avait une corrélation entre une attitude positive et une vie plus longue

---

8. William J. Chopik, Jeewon Oh *et al.*, "Changes in Optimism and Pessimism in Response to Life Events: Evidence from Three Large Panel Studies", *Journal of Research in Personality*, n° 88, 2020.

et a trouvé des preuves évidentes que les participants survivants âgés (85-90 ans) avec un score d'optimisme élevé avaient un taux de longévité de 20 % plus élevé comparé à ceux qui étaient moins optimistes. Ce nombre est passé à 25 % pour la tranche d'âge des 90 ans et plus. L'étude a également révélé que les hommes, en général, étaient plus optimistes que les femmes. La conclusion ne s'arrête pas à ce constat mais fut la suivante : « L'optimisme ne doit pas être considéré comme un trait de caractère inné, mais que nous pouvons développer. Il est important de réfléchir aux moyens d'accroître l'optimisme, car plus que jamais, cela peut aider les gens à toutes les étapes de leur vie », recommande le professeur Maaravi qui a conduit l'étude.

Voilà pourquoi penser positif ne sert pas seulement à se sentir mieux, mais peut être à vivre plus longtemps.

Le psychisme fonctionne un peu comme les habitudes, en réalité. Plus vous vous sentez négatif, plus vous construisez des raisonnements qui aboutissent à ces sentiments de négativité, plus ils seront ancrés dans votre cerveau. Pour arriver à les désamorcer, il faudra créer de nouveaux schémas de raisonnement qui pourront se substituer aux précédents. Mais ne vous méprenez pas, vous l'avez compris au début de ce livre, une mauvaise habitude ne s'efface jamais, il en est ainsi des mauvais raisonnements. Même lorsque vous avez réussi à créer un climat positif à propos de vous-même, un sentiment négatif peut rester enfoui dans votre cerveau comme l'impression de ne pas être celui ou celle que vous voudriez.

De surcroît, ce sentiment qui mène à un désintérêt général, de dévalorisation de soi-même, d'état mélancolique, de manque d'énergie procède d'un raisonnement qui parfois nous est caché, comme s'il existait une boîte noire dans notre cerveau dont nous n'avons pas la clé. Ici, je voudrais prendre un exemple pour vous faire comprendre les relations entre la pensée négative et le point de départ de la pensée négative. Lorsque je suis négatif, le moindre geste peut avoir une interprétation déprimante. Je suis assis à mon bureau, je soulève un stylo, il tombe de ma main et finit sur le sol. Voilà un geste tout à fait insignifiant. Si je suis dans un état négatif, au moment où je laisse tomber le stylo, je peux conduire le raisonnement suivant : « J'ai encore fait tomber quelque chose, je suis maladroit, c'est parce que je manque d'énergie. Au fond, rien ne m'intéresse, c'est parce que les autres ne s'intéressent pas à moi, je ne vaux rien du tout, je devrais changer beaucoup de choses dans ma vie. » Vous avez sans doute remarqué l'écart entre le fait de simplement laisser tomber un stylo sur le sol et, en même temps, ce discours totalement hors du sujet par rapport au stylo. Cette succession d'images ne passera pas forcément dans notre cerveau dans l'ordre que je vous ai exposé. En cas de mal-être, quelle que soit la raison, sans rapport avec le moindre petit événement, je raccourcis la séquence qui devient : « Je laisse tomber un stylo, donc je ne vaux rien du tout. » Nous n'avons pas démonté la chaîne psychique qui nous a conduit de la chute du stylo à la dévalorisation de soi-même.

Je vais prendre un autre exemple pour vous faire comprendre comment fonctionnent le conscient et l'inconscient. Imaginons un homme qui commet une infraction de la route. Un policier se présente pour lui demander ses papiers. Il s'adresse à lui de façon très agressive. L'homme lui remet ses papiers sans rien dire. Le raisonnement de cet homme a été le suivant. Au moment où il remet ses papiers, il pense que le policier se comporte mal, il en est très contrarié. Il trouve même qu'il est agressif à son égard et qu'il mérite une correction, il devrait lui donner un coup de poing. Mais s'il lui donne un coup de poing, il aura des ennuis. S'il a des ennuis, il mettra en péril son travail, se fera critiquer par son entourage, de surcroît il y aura un procès, il prendra un avocat ce qui coûtera cher… Donc il ne faut pas faire cela et il se contente de remettre les papiers. Ces pensées ne se sont pas déroulées exactement dans son esprit dans l'ordre que je viens de vous décrire, mais il est très vite arrivé au schéma : j'ai remis mes papiers au policier et je ne lui casserai pas la figure. Il a réussi à dérouler la chaîne de pensée entre son agacement à devoir remettre les papiers et son abstention d'agressivité de façon automatique. C'est ce que j'appelle une attitude construite, chez un individu qui n'est pas parasité par une pensée négative. C'est pour cela qu'il y a eu une succession d'images ordonnées dans son cerveau à toute allure qui lui a permis d'obéir à l'agent de police sans créer d'incident. Il en est ainsi du modèle des pensées négatives. On part d'un point donné qui peut être un geste, un événement, pour arriver à une mauvaise conclusion, résultat d'une série de clichés, d'images qui se sont déroulés à toute allure dans le désordre dans le cerveau de la personne et qui l'empêchent en réalité de voir la relation entre le point de départ et la pensée négative. Pourtant, il est possible d'éliminer ces pensées négatives en créant de nouveaux schémas, et pas forcément en utilisant des drogues ou en mettant en place des traitements longs.

Le Ho'Oponopono

Je me suis donc intéressé à toutes ces pratiques qui tentent justement d'améliorer les pensées négatives et de rendre à un individu le droit au bonheur, le droit d'être lui-même et de profiter de sa propre vie.

L'une d'entre elles m'a beaucoup interpellé. En tombant sur un article[9] à propos d'hypertension artérielle, j'ai eu la surprise de découvrir que l'université d'Hawaï à Honolulu avait démontré une diminution de l'hypertension artérielle corrélée à la pratique de ce que l'on appelle le *Ho'Oponopono*. Il s'agit d'une technique de la pensée polynésienne (appelée *Aloha*). Au démarrage, elle était utilisée dans les tribus pour résoudre les divergences entre les membres. Mais sous l'influence d'un chaman, elle a évolué vers une méthode individuelle.

Les piliers de ces techniques sont : vivre dans l'amour de soi et des autres, vivre avec droiture et rectitude, effacer ses

9. Kikikipa Kretzer, James Davis, David Easa, Julie Johnson, "Self Identity Through Ho'oponopono as Adjunctive Therapy for Hypertension Management", *Ethnicity and Disease*, n° 17-4, 2007.

pensées erronées – la partie qui m'intéresse justement – et bien sûr, comme dans la plupart de ces techniques, développer une certaine spiritualité. Très étonnant aussi, n'essayez pas de chercher un spécialiste de cette technique… on demande en général à chacun de pouvoir la pratiquer pour lui-même. J'ai même eu la surprise d'apprendre que certains médecins psychanalystes ou psychiatres utilisaient cette méthode en complément d'autres thérapies. Grâce à elle, il semblerait que l'on arrive à mieux gérer les conflits, et donc à soulager les tensions et diminuer le stress, mais l'objectif est également de se voir substituer les mémoires négatives inconscientes (je vous rappelle ce que je viens d'écrire plus haut) pour les transformer en mémoires positives. Cette méthode permettra donc de retrouver calme et sérénité, d'empêcher le sentiment de subir sa vie et de changer son regard par rapport aux différentes situations stressantes vécues.

Dans la pratique, le Ho'Oponopono consiste à répéter en permanence quatre mots magiques qui sont : merci, désolé, pardon et je t'aime.

Le mot « merci » a pour signification « merci à la vie de nous avoir permis de comprendre que nous avions une pensée négative ou fausse enfouie dans notre inconscient ». Le mot « désolé » veut dire « désolé d'avoir généré une situation désagréable, mais essentiellement pour soi-même parce que cela a développé une tristesse dans notre vie ». Quant au mot « pardon », bien sûr il peut s'adresser aux autres, mais c'est surtout à nous-même qu'il va s'adresser pour se pardonner d'avoir attiré une situation qui est devenue conflictuelle. « Je t'aime » s'adresse aux autres, mais aussi encore une fois à soi pour conserver sa propre confiance. La technique consiste à répéter ces quatre mots en permanence, en en connaissant l'explication, telle une forme de prière ou de mantra pour arriver à l'objectif de s'aimer soi-même et de vivre dans la sérénité.

L'analyse que j'ai faite de cette technique est double. La première est que le fait de se concentrer sur des sujets positifs comme ceux-là en les répétant permettait d'éliminer en partie le retour inconscient et perpétuel des pensées négatives, mais aussi d'avoir une vraie vision sur la situation, de donner des réponses qui, même si elles ne sont pas adaptées au sujet, permettent en tout cas d'adoucir le conflit ou l'angoisse et présentent d'ailleurs un intérêt évident. Se demander pardon d'avoir créé une situation conflictuelle est probablement une forme d'indulgence à l'égard de soi-même et également une absolution. Dire « merci » à la vie, c'est une façon de conserver la joie en permanence, se dire « je t'aime » à soi-même, une façon de se donner ce que l'on prétend ne pas avoir à l'extérieur par exemple. Quant à « je suis désolé », cela permet d'éliminer la situation et de passer à autre chose. Voilà une technique qui m'a semblé intéressante.

La méditation

Parmi les autres techniques que l'on cite fréquemment pour résoudre des situations de tension, on parle souvent de la méditation.

Assez curieusement, alors que la technique précédente n'est pas du tout investiguée sur le plan scientifique, un grand nombre d'articles médicaux se sont penchés sur ce sujet. On la définit comme une projection mentale capable de produire les connexions de l'esprit et du corps, et sa pratique aiderait les personnes à atteindre l'équilibre, la relaxation, la maîtrise de soi ainsi que le développement de la conscience. Elle est classée aujourd'hui comme une technique complémentaire et intégrée dans le domaine de la santé. Mais est-ce que ça marche réellement ? L'opinion des scientifiques sur le sujet reste assez modérée. Une récente étude conduite par la docteure Lara Hilton[10] s'est intéressée à son impact sur les douleurs chroniques. Effectuée sur 38 personnes, l'étude a fini par conclure qu'on trouvait des preuves de faible qualité qui indiquaicnt quc la méditation permettait de diminuer légèrement la douleur. Par contre, les effets étaient significativement positifs pour les symptômes de dépression

10. Lara Hilton, Susanne Hempel, Brett A. Ewing, Eric Apaydin, Lea Xenakis, Sydne Newberry, Ben Colaiaco, Alicia Ruelaz Maher, Roberta M. Shanman, Melony E. Sorbero, Margaret A. Maglione, "Mindfulness Meditation for Chronic Pain: Systematic Review and Meta-analysis", *Annals of Behavioral Medicine*, n° 51-2, 2016.

et la qualité de vie. Il semblerait que ce soit la plus grande application de ces techniques de méditation.

Une autre étude réalisée par la docteure Sophie Bostoc[11] s'est intéressée aux effets de la méditation sur le stress au travail et le bien-être. L'étude originale a été effectuée *via* une application pour Smartphones censée améliorer le bien-être psychologique, réduire la tension au travail, diminuer la tension artérielle pendant la journée de travail. Cette méthode a été pratiquée sur 238 employés, en bonne santé, dans de grandes entreprises d'Angleterre. Il s'agissait d'utiliser 45 exercices de méditation enregistrés dans le téléphone pendant une période de 10 à 20 minutes chacun. Les participants s'engageaient à effectuer au moins une méditation par jour. À noter qu'ils n'ont pas parfaitement respecté le protocole puisqu'ils ont, selon l'auteure, effectué 17 séances de méditation sur une période de deux mois, ce qui n'était pas le chiffre attendu. Cependant, dans le groupe qui a bénéficié de ces exercices, puisqu'on les a comparés avec un groupe témoin qui n'avait pas effectué les mêmes exercices, se sont produits des événements significatifs. Ce groupe d'intervention a signalé à la fois une amélioration significative de son bien-être, de la détresse quand elle était perçue, de la tension au travail et la perception d'une amélioration des relations sociales. Cerise sur le gâteau, leur tension

11. Sophie Bostock, Alexandra D. Crosswell, Aric A. Prather, Andrew Steptoe, "Mindfulness on-the-go: Effects of a Mindfulness Meditation App on Work Stress and Well-being", *Journal of Occupational Health Psychology*, n° 24-1, 2018.

artérielle était moins élevée que dans l'autre groupe qui n'avait pas eu le bénéfice de cette méditation. Voilà qui donne du crédit à cette technique et qui fait que l'on peut l'envisager pour agir sur son psychisme de façon à diminuer son stress et à améliorer son bien-être.

J'ai découvert qu'il existait deux façons de méditer totalement différentes. L'une que l'on appelle le zazen, qui est une méditation assise au cours de laquelle le corps et l'esprit sont apaisés. Et l'autre, appelée le tai-chi, est une méditation en mouvements fondée en général sur l'art martial du même nom. Eh bien, à ma grande surprise, cela a été étudié également. L'auteure[12] a suivi 48 volontaires sains âgés de 39 à 50 ans, qui ont été répartis en trois groupes : deux groupes pratiquant la méditation et un groupe témoin ne faisant rien. Les deux groupes qui pratiquaient la médiation, qu'elle soit active (tai-chi) ou passive (zazen) ont connu une amélioration nette de leur niveau de stress, ont présenté une meilleure humeur par rapport au groupe témoin qui n'avait pas médité. On retrouve exactement les mêmes résultats que dans d'autres études. La pratique de la méditation, quelle que soit la méthode adoptée, permet d'avoir une meilleure vigueur de l'esprit et d'améliorer son niveau de stress général.

On ne peut pas se contenter de dire à quelqu'un qu'il doit faire un travail sur lui-même pour éviter les pensées négatives ou qu'il doit éliminer le stress et ressentir du

---

12. Jiang-Sheng Wen, "Zen and Tao in the Tai Chi", *International Journal of Social Science and Humanity*, n° 3-2, 2013.

bien-être. En général, les pensées négatives vont réussir à supplanter l'effort qu'il fera pour essayer de retrouver la sérénité. Voilà pourquoi, au contraire, il faut implémenter tout un tas de méthodes progressives pour réussir à parvenir à cet état. C'est pour cela que j'ai tenu à parler des deux méthodes précédentes qui utilisent en quelque sorte des « artifices » pour arriver à retrouver cet état de bien-être. Le mantra que l'on a vu dans la technique hawaïenne utilise le principe de la répétition et du conditionnement. Se répéter en permanence des mots qui vont être utiles pour trouver le bien-être est une façon de créer un environnement positif. La répétition de surcroît a un effet hypnotique, de la même façon que, en général, les paroles religieuses tentent de rapprocher l'individu de sa spiritualité. La méditation, quant à elle, permet de s'écarter du sujet et de mettre à distance ses soucis et le stress pour se concentrer sur autre chose. On peut donc dire qu'il est possible d'utiliser ces deux stratégies. La première d'entre elles permet également de donner des éclairages positifs sur les situations. C'est ce que je propose aussi. Tout vise dans l'ensemble à retourner les situations, soit à faire preuve de résilience, soit à changer de mode de conditionnement. Très souvent, vous avez entendu autour de vous des gens qui vous répètent que dans une situation donnée, mauvaise, il faut déterminer quelle est la part de bon qu'elle peut apporter. On plaisante toujours à ce sujet, mais cela n'en reste pas moins en partie vrai. Tel entrepreneur qui échoue dans une entreprise pourra également se dire qu'il a bénéficié d'une expérience au travers de cet échec. Un élève qui redouble peut prétendre également s'être amélioré grâce à la répétitivité de l'année scolaire qui lui permet de se remettre au niveau. Ce sont les blessures qui sont le plus souvent difficiles à « digérer ». Le but du jeu étant d'éviter qu'une blessure ne se transforme en souvenir, mais devienne un événement ou une anecdote.

« L'hypertension mentale »

Chacun d'entre nous connaît le terme d'hypertension artérielle qui signifie une pression trop élevée dans nos vaisseaux, soit à cause d'un afflux massif d'eau dans les vaisseaux, soit à cause d'une accumulation trop importante de sel. Imaginons que nous parlions d'hypertension psychique et que nous comparions les informations et tous les flux qui parviennent à notre cerveau de la même façon que le liquide qui vient gonfler nos artères et les menacent d'explosion. Je m'en suis rendu compte au travers de l'histoire d'Ingrid, une jeune femme qui travaille dans une société de production pour la télévision. Voici la description du modèle d'une de ses journées.

Quand elle se lève le matin, Ingrid a plusieurs fonctions à remplir. D'abord, elle allume la télévision pour se mettre au courant des informations du jour sur l'une des chaînes d'information. Elle zappe sur tous les autres canaux afin de savoir rapidement ce qui se passe et s'il n'y a pas eu par hasard sans qu'on la prévienne un changement dans les programmes. Puis elle s'en va au travail et passe toute la journée dans une espèce de sprint car son émission étant quotidienne, elle doit inventer avec l'aide de ses collaborateurs et collègues tous les jours de nouvelles séquences, des événements originaux, trouver des invités… Elle adore sa vie et pourtant elle est harcelée en permanence. Le matin, quand elle se réveille, elle ne prend pas conscience du moment de sa propre vie, car elle est trop occupée à regarder la télévision. Les chaînes d'information véhiculent la plupart du temps des messages anxiogènes, qui agissent sur nos propres émotions. Ce sont des informations avec un caractère choc, parfois violentes, parfois douloureuses à entendre. En réalité, sa journée démarre sur un mode que je qualifierais de « tristounet ». Tous les matins, elle sécrète de l'adrénaline alors qu'elle n'y est pour rien, simplement en recevant tous ces afflux. De plus, tout au long de la journée, elle vit avec une tension nourrie par la peur de rater l'émission du soir, comme tous les jours de sa semaine de travail. Pourtant, on sait qu'elle la fera bien. Quand l'émission se finit, elle se sent obligée de débattre avec ses collègues de la qualité du programme du soir. En général, c'est rarement pour en dire du bien, m'explique-t-elle, mais plutôt pour en pointer tous les défauts. N'oublions pas, en plus, que pendant la journée, elle aura reçu des coups de fil de la famille, de certains amis, peut-être d'une administration ou d'une entreprise quelconque qu'elle aura sollicitée. La nature de ces coups de fil est rarement bienveillante, il s'agit toujours de régler un problème, d'expliquer un souci ou bien d'émettre une demande impossible à réaliser. Cette femme va vivre dans une atmosphère totalement négative tout au long de sa journée. Elle en a même raté le début, censé être un petit moment de pause après le réveil, puisqu'elle a commencé dès son petit déjeuner à rentrer dans son travail. Et il en sera de même pendant les dix heures suivantes où elle va se retrouver dans cette atmosphère.

Cette hypertension psychique anesthésie les petits moments de bonheur qu'elle pourrait avoir. Ce petit déjeuner, moment privilégié où elle pourrait préparer quelque chose de bon à manger, juste pour elle ou pour sa famille peut-être, dans une ambiance calme et sereine, elle la détruit par sa volonté de démarrer le travail de la journée beaucoup trop rapidement. Elle ne prend pas une pause tout au long de la journée si ce n'est pour discuter, mais des seuls sujets qui concernent son travail. Elle ne voit que les choses négatives, qu'elle répare en général, mais qui continuent dans la même ambiance que celle du matin. En définitive, elle ne vit pas sa propre vie, mais elle la consacre à ses problèmes du quotidien.

Quelques petites modifications de sa journée pourraient peut-être lui permettre de diminuer cette hypertension psychique. D'ailleurs, quand on a une hypertension artérielle, on réduit le volume d'eau. Chez elle, il suffirait par exemple de réduire le volume d'informations pour limiter leur impact négatif. Imaginez que les petits soucis correspondent au sel, elle pourrait limiter l'accès à ces petits soucis pour en accepter une certaine quantité, mais pas la totalité.

Ou même isoler simplement une toute petite partie de la journée pour se consacrer à cela. Que risque-t-elle si elle continue sans arrêt à tirer sur la corde, eh bien comme avec l'hypertension artérielle, une explosion. Le mot très chic qu'on a inventé pour dire cela s'appelle le *burn-out*. Mais ce n'est pas le *burn-out* qu'il faut régler mais plutôt toutes les choses qui ont amené au *burn-out*, donc les raisons pour lesquelles on en arrive là. Et encore une fois, je vous donnerai quelques petits trucs pour essayer d'éviter ça.

Comment booster son psychisme

On prétend qu'il existe des tas de solutions pour se sentir heureux, pour avoir le meilleur psychisme, la meilleure forme psychique, le plus fort des dynamismes. En réalité, il n'existe pas une seule méthode, ce qui sera valable pour tous les sujets que je vais évoquer dans chacun des différents chapitres. Chacun de nous a sa méthode. Je vais me contenter de vous proposer un certain nombre de systèmes qui font du bien. N'ayez honte de rien. Que ce soit les choses les plus simples ou les plus compliquées, le principal sera de retrouver cette joie de vivre et ce bonheur que nous espérons pouvoir faire durer tout au long de notre vie. La « pseudo-naïveté » de certaines techniques n'a rien à voir avec l'objectif que nous fixons. Il s'agit un peu, comme pour les compléments alimentaires, de se dire que tout ce qui va nous faire du bien est bon. Lorsque certaines personnes prennent un produit à visée placebo pour essayer d'améliorer leur forme physique, on sait qu'il n'y a pas d'action du complément alimentaire, mais il y a une action. Voilà pourquoi tout cela me suffit.

Les actions positives

En premier lieu, je mettrai la méditation. Ne faisons pas de ce mot un concept trop compliqué. On imagine quelqu'un assis… dans la position du lotus, qui s'efforce de vider son cerveau, d'imaginer des paysages… En réalité, pour moi la méditation pour les objectifs que nous visons, consiste à s'accorder régulièrement un silence absolu, intérieur et extérieur, pour s'approprier une vraie perception de soi-même, d'intériorisation sans artifice. Il s'agit en quelque sorte de débrancher son cerveau.

La méditation c'est en pratique un exercice qui consiste à s'asseoir dans un lieu calme, neutre et silencieux, à fermer les yeux, à tenter d'éliminer de son cerveau toutes les pensées qui peuvent circuler, en tout cas celles du quotidien. On peut par exemple s'asseoir face à un mur blanc pour éviter les distractions qui peuvent alimenter les pensées. La posture a une grande importance, traditionnellement on pratique dans la position du lotus, mais la réalité de l'exercice consiste à dégager son plexus solaire, un petit peu comme si on embrassait le monde. Le souffle est probablement l'élément majeur qui a d'ailleurs donné lieu à de multiples recommandations, notamment pour apaiser le rythme cardiaque. Il doit être régulier, avec un intervalle constant entre expiration et inspiration.

Pour y parvenir, il sera souvent nécessaire de fixer par son imagination, les paupières closes, un espace, un lieu qui vous semble apaisant. Pour certains, ce sera la mer, pour d'autres ce sera le ciel, pour d'autres encore un animal… Tout est beau, tout est bon. L'essentiel est de vous attacher à un objet ou une situation sans lien avec des préoccupations quotidiennes, mais qui vous permet en quelque sorte de laisser flotter librement votre cerveau. L'idée est de fermer à peine les paupières pour se tourner « vers l'intérieur », sans rompre totalement avec l'extérieur. Cette méditation, on la pratique à des moments de la journée où on sait que la pression est maximale.

Dans le cas d'Ingrid dont je vous ai parlé plus tôt, on peut considérer par exemple que quelques minutes de méditation (il n'est pas nécessaire d'en faire des heures entières) toutes les deux, trois ou quatre heures, selon le besoin qu'elle va ressentir, lui seraient très bénéfiques. C'est exactement la même chose pour vous. Nous avons créé sur le site « Savoir maigrir » que j'anime une bulle de bien-être. Cette bulle, ce sont des paysages qui défilent sur lesquels nous demandons aux gens de fixer leur regard. Cette bulle de bien-être est accompagnée d'une musique douce, qui permet de créer un moment de relaxation. Car la méditation, en quelque sorte, c'est une relaxation physique et psychique. C'est donc à vous de trouver votre horaire ou vos horaires et le temps pendant lequel vous allez la pratiquer.

En général, on accompagne la méditation d'un contrôle de la respiration. Il s'agit de régulariser le tempo entre l'inspiration et l'expiration. Couplée à la méditation, cette technique est assez efficace. On considère qu'il faut faire entre 3 et 5 secondes de chaque mouvement respiratoire, avec le même temps sur l'inspiration et sur l'expiration. La respiration seule ne suffirait pas, même si elle crée un moment de repos et de calme. En effet, la seule concentration sur cet exercice ne suffira pas à éliminer toutes les pensées qui circulent dans le cerveau.

Je n'écarte pas les techniques de philosophie hawaïenne, mais je n'ai pas de preuve scientifique de leurs actions. Il ne me coûterait rien de répéter à leur façon les quatre mots cités précédemment, à savoir : je t'aime, pardon, merci, je suis désolé. On peut les répéter de façon incantatoire car la répétition dans une journée d'un geste ou d'une parole quelconque permet en général de singulariser le moment, et de libérer l'esprit des pensées négatives pour les concentrer sur un élément, en réalité quasiment hypnotisant, qui provoque une rupture avec le reste de la journée. J'insiste sur le fait que ceci est une proposition, et non une recommandation formelle, que l'on peut essayer même si nous n'avons pas de preuve scientifique de ses bienfaits. Personnellement, je trouve cette présentation extrêmement jolie et j'essaie de la pratiquer depuis quelque temps. Je trouve que ma perception psychique est bien plus positive qu'elle ne l'était ces derniers mois. N'oublions pas, bien sûr, que les derniers mois ont été extrêmement agités et que les sujets d'angoisse et d'anxiété ont été à leur apogée: entre les confinements, la peur de tomber malade, l'agressivité extérieure, les combats qu'ont menés certains avec les autres notamment dans le champ politique. Bien sûr, nous n'y prenons pas toujours part, mais cela induit dans notre psychisme une forme d'émotion négative. J'avais envie d'utiliser le mot « vibration » car en réalité tous les gens qui vont mal sont en quelque sorte des personnalités vibrantes. Cette vibration, c'est celle qu'on éprouve quand on grelotte ou quand on a peur, mais quand on se sent mal, c'est une vibration légère, fine, mais qui nous épuise tout au long de la journée. Voilà pourquoi l'addition des techniques d'amélioration psychologique avec l'activité physique est positive. Mais il ne s'agit pas seulement d'une technique du « se sentir mieux », il nous faut aussi trouver une façon d'éliminer toutes ces vibrations négatives qui vont nous pourrir la vie.

Éliminons les pensées négatives ! Oui facile à dire, me répondrez-vous, mais le problème est qu'elles reviennent en permanence dans votre tête. Je sais qu'il faut tricher dans ce cas-là, c'est-à-dire qu'il faut éliminer les pensées négatives au profit de pensées positives. Je voudrais prendre quelques exemples auxquels je vous demande de réfléchir sans les lire forcément au premier degré.

Premier exemple, le deuil. Imaginons d'abord une situation de deuil : vous perdez une personne qui vous était chère. La douleur va vous envahir, elle va prendre tout l'espace, vous allez évidemment perdre du temps de bonheur. On ne peut pas s'exonérer du chagrin ni de la peine. Je vous demande par contre de vous accrocher à une pensée positive. Par exemple, on pourrait réfléchir ainsi : « J'ai perdu quelqu'un. Quelles sont les personnes qui me restent auxquelles je suis très attaché ? » Il s'agit d'essayer de se concentrer sur ces personnes. Personne évidemment ne peut supporter une absence inévitable. Cependant, on peut opposer l'absence à la présence sans pour autant renier l'événement douloureux. On bénéficie alors de deux effets. On se déconcentre d'un sujet douloureux pour se concentrer sur un sujet qui l'est moins. En même temps, Il s'agit de la nouvelle réalité.

Deuxième exemple, l'échec à un examen. Prenons celui d'un étudiant qui vient de rater son examen. S'il pense sans arrêt à cet échec, il va perdre du bonheur, du temps de vie, et ses pensées négatives vont circuler jusqu'à rendre négatif tout son environnement. Il a raté son examen, c'est la pensée négative. Quelles sont les pensées positives que je peux associer à cela ? La première est qu'en ratant l'examen, il s'est constitué une expérience supplémentaire, qui va lui servir probablement pour plus tard. La seconde, c'est qu'il a réussi d'autres examens et il peut s'en féliciter. La troisième est qu'il a la possibilité de repasser ses examens une autre fois, c'est quelque chose de plus positif que s'il en avait été interdit. La quatrième – on fait appel à l'optimisme dans ce cas –, il a raté cette fois-ci mais il va réussir la prochaine fois. Cette méthode de conditionnement permet d'éviter de s'enfermer dans les cercles vicieux psychiques qui font que si on rate l'examen, on considère que l'on est nul, si l'on est nul, on n'aura par exemple aucune chance de faire plaisir à sa petite amie ou son petit ami, donc on sera destiné à rester seul, et à vivre une vie triste et malheureuse. C'est ça le cercle vicieux négatif, celui qu'il faut absolument éviter. Tout ceci n'est qu'une construction mentale qui, à partir d'un échec relatif, fait croire que l'ensemble de la vie est négatif. Or, c'est plus fréquent que ce que l'on pense. Le point de démarrage d'un problème peut remplir notre cerveau de noirceur.

Troisième exemple, l'échec d'un projet professionnel. Imaginons un chef d'entreprise cette fois-ci qui démarre un projet, sans réussir à obtenir le succès espéré. Il peut finir par se dévaloriser totalement et plonger dans une mélancolie absolue. Il devra faire le même chemin, la même chose que pour l'étudiant : le fait d'avoir entrepris quelque chose même si on ne l'a pas réussi est une expérience qui va servir plus tard. Il doit savoir qu'il a le reste de son temps, ou le reste de sa vie, pour construire un nouveau projet. Il va analyser le positif qu'il peut retirer de cette expérience. Ainsi on fait rentrer l'échec dans un cercle vertueux et on évite encore une fois le cercle vicieux.

Quatrième exemple, la dépréciation personnelle. Il n'est pas rare que par moments nous plongions dans une espèce de détresse qui nous fait nous dire que nous ne sommes que des bons à rien, que nous ne valons rien, que nous serons jugés négativement par tout le monde. La technique que je pratiquerais dans ces cas-là, c'est d'essayer de rechercher tout ce qui est positif en soi. Les premiers temps, l'esprit obscurci par cette vision négative de soi-même, nous ne trouverons rien, mais il va falloir chercher quelles sont les qualités dont nous disposons. *Grosso modo*, il s'agit, à la façon des bonnes et mauvaises habitudes dont je vous ai parlé précédemment, d'essayer d'opposer tout ce que nous trouvons de négatif en nous avec tout ce que nous trouvons de positif. Certains diront que quand on se dévalorise, il est inutile de rechercher quoi que ce soit, puisque toutes les pensées resteront mauvaises. En réalité, c'est faux. Il faut prendre le temps de s'interroger sur tout ce qui est positif en soi et d'essayer de se concentrer sur ce positif qui permettra d'éliminer les pensées négatives. Quand je reprends l'exemple de Jean[13] qui souffrait tellement de voir le pavillon de son voisin, je pense qu'au fond, il aurait pu utiliser un petit bout de cette technique hawaïenne dont je vous ai parlé. Et puis se dire, au lieu de penser exclusivement à la véranda de son voisin : « Merci à la vie de m'avoir donné un espace suffisamment confortable pour vivre. » ou encore « Je suis désolé de ne pas avoir encore entrepris les travaux que je souhaiterais faire pour rénover ma maison. J'essaierai de le faire plus tard. » Il aurait pu rentrer chez lui et dire à l'un des membres de sa famille qu'il l'aimait. Il aurait pu commencer par dire

13. voir p. 54.

à son voisin « Pardon, je suis désolé de vous importuner, j'aimerais bien que vous tailliez les arbustes qui débordent sur mon jardin. » En réalité, il s'agissait de donner à sa vision négative de la situation une autre forme, bien sûr totalement artificielle, mais qui aurait agi sur les noyaux gris de son cerveau pour modifier son état de pensée.

Cinquième exemple, les obsessions. Vous avez vu comment on peut se fixer parfois sur des choses qui nous contrarient, qui nous attristent, qui nous font du mal. Eh bien, dans ces cas-là, il faut s'obliger, se forcer, à éliminer l'obsession. Dès qu'elle arrivera dans votre cerveau, il faudra trouver une image intéressante et importante que vous allez vous forcer à examiner et à réfléchir. C'est un exercice difficile. Ainsi Catherine[14] qui s'excitait à propos de la présence d'une assistante qui la gênait, aurait dû à chaque fois effacer cette image de son cerveau pour se concentrer sur un autre élément de son travail. Exemple comme un autre, elle aurait pu s'obliger à ranger toute l'armoire dans laquelle elle avait rangé ses documents, pour faire dériver sa pensée de ce qui la contrariait. À chaque fois que la pensée négative va revenir dans sa tête, il faudra qu'elle retourne tout de suite à son armoire pour y penser. C'est valable pour n'importe quelle situation. On peut également, face à une obsession de cette nature, répondre mécaniquement par un geste que l'on va rendre routinier. Ainsi si je pense à quelque chose qui m'obsède, je sais que ma réponse doit être de sortir pour aller faire

14. voir p. 49.

du lèche-vitrines. Il s'agit de se déconcentrer du sujet qui fait souffrir pour se concentrer sur n'importe quel autre sujet, soit neutre, soit positif.

Éliminer les éléments toxiques

Toutes les actions dont je vous ai parlé sont des actions positives. Je réponds à quelque chose de négatif par quelque chose de positif. Mais il est aussi utile d'éliminer un certain nombre de sources qui vont nous polluer. Par exemple, Ingrid qui travaillait dans la production télévisuelle aurait peut-être dû commencer sa journée par un instant de calme en prenant son petit déjeuner avec une petite musique douce plutôt que d'écouter les informations qui risquaient de générer une tension psychique.

N'oubliez jamais que le moment du réveil est un moment important. On utilise souvent l'expression assez triviale « se lever du pied gauche », cela signifie simplement la tonalité que l'on va donner à sa journée. Pour essayer de modifier cette tonalité, il faudra exécuter un certain nombre de gestes qui nous semblent bénéfiques. Pour certains, ce sera prendre une douche tiède ou chaude, pour d'autres ce sera écouter de la musique, pour d'autres, ce sera s'obliger à ne pas allumer le poste de radio ou de télévision ou accepter de n'écouter les informations qu'à partir d'une certaine heure. À ce stade, j'ai envie de vous raconter une petite anecdote personnelle.

Quand je préparais mon internat, j'avais un conférencier extrêmement intelligent et drôle. Il nous avait expliqué sa méthode pour nous permettre de travailler le plus efficacement possible. La première technique, la plus drôle, était la suivante : il nous demandait de pratiquer un exercice physique dès notre réveil, de nous habiller en survêtement et en baskets et de courir jusqu'à l'hôpital. Puis il nous conseillait de passer devant l'écran sur lequel on interprète les radios et de dire quelque chose au hasard. Par exemple, devant la radio d'une vésicule biliaire, il aurait simplement fallu faire un diagnostic rarissime en disant de façon péremptoire : « Il s'agit d'une vésicule porcelaine. » Il concluait de la façon suivante : « Soit vous avez raison et votre carrière est faite, soit vous avez tort, mais quelqu'un vous a entendu et s'est dit "quel imbécile"... Mais en tout cas on vous a vu. Vous pouvez donc laisser votre blouse dans votre bureau et vite courir de nouveau chez vous pour continuer à travailler, ce qui vous a permis de quitter l'hôpital sans que personne ne s'en inquiète et en quelque sorte de sécher la matinée hospitalière ». Il disait également autre chose qui m'amusait. Il nous conseillait de ne jamais lire les journaux du jour. Il disait : « Si vous lisez les journaux du jour, vous allez rentrer dans une forme d'anxiété pour savoir ce qui va se passer par la suite, ce qui ne va rien changer à votre vie. Il est bien préférable de lire les journaux de la semaine précédente car vous saurez ce qui s'est passé par la suite, et donc vous aurez une réflexion positive d'ensemble. Cela n'encombrera pas votre cerveau et vous pourrez continuer à travailler. » En dehors du côté drôle de ses interventions, il y avait une certaine vérité pragmatique. Je ne dis pas qu'il faut que vous vous informiez une semaine après avoir commencé votre journée, mais à quoi sert d'écouter des informations qui ne seront pas positives pour vous et qui vont simplement contribuer à vous mettre dans cet état de vibration dont je parlais plus haut ? Il y avait un ordre de priorité dans ses propositions. Le but était de nous éviter de nous écarter de ce qui devait être notre objectif principal. Oublier ce qui pouvait poser problème, libérer notre psychisme pour renforcer notre mémoire puisque nous passions notre temps à apprendre. Voilà comment de toutes petites modifications peuvent améliorer notre vie.

La philosophie de la joie

Je ne résisterai pas à l'envie de vous parler d'une philosophie qui m'a toujours interpellé qu'on appelle la philosophie de la joie. Le terme de joie est quelque part un antidote à la sinistrose et à une tentation dépressive quand un ensemble de nouvelles tristes ou négatives s'abattent sur nous. Un homme, Rabbi Nahman, avait développé, à la fin du siècle des Lumières, un véritable culte à la joie. Pour lui, il s'agissait même d'une obligation religieuse. Être heureux à chaque minute de vie était quelque chose d'impératif. Il suggérait de ne jamais se laisser envahir par le découragement. Il prétendait que cette exhortation reposait sur la compréhension de la tristesse de l'homme, son plus grand ennemi. Il prétendait que toutes les maladies dont nous sommes victimes viennent de la dégradation de la joie. Cette philosophie se rapproche des études sur l'optimisme dont nous avons parlé plus haut. Il ne s'agit pas de verser dans un optimisme béat car il prétendait que l'homme est naturellement attiré par la mélancolie et par la tristesse du fait de sa condition. Pour obtenir cet état, il expliquait que la joie était une forme de construction. Elle était selon lui le fruit d'un travail de la volonté, finalement un acte de résistance qui était un affrontement corps à corps avec la partie douloureuse de notre vie, afin de s'en emparer et de la transformer en joie. Cela signifiait que la joie permettait de tenir tête à la tristesse. Ce combat qu'on remportait permettait de créer une joie meilleure et nouvelle. Ses phrases étaient très interpellantes. Ses disciples rapportaient une sentence qu'il utilisait assez fréquemment selon laquelle il était interdit d'être vieux : il dénonçait l'esprit de vieillesse et non pas l'âge physique. Un autre de ses aphorismes était intéressant car il disait que si l'âme n'était pas portée à s'ouvrir à de nouveaux appétits, non seulement elle s'ankylosait, mais elle régressait. Au fond, l'homme devrait s'employer à conserver l'état de son enfance car un enfant peut toujours dire : « Quand je serai grand », et dans ces termes il retrouve toute la notion du rêve, de l'attente, du temps à venir et, en finalité, de l'espérance.

Est-ce si simple finalement de retrouver la joie à la façon dont nous y incite ce penseur ? J'ai vu certains de ses disciples mettre de la musique et se mettre à danser de façon très active. Je dois dire qu'en les observant, je me suis senti moi-même quasiment légèrement élevé. J'entends par là que j'ai gommé de mon esprit toutes les choses qui circulaient pendant quelques instants, je l'avoue, au profit du rythme de la musique, du déhanchement des corps, et finalement j'ai peut-être éprouvé de la joie. Alors je ne dis pas qu'il faut faire ça dès le petit déjeuner et s'amuser à entreprendre une danse frénétique devant son café en mettant une musique active. Mais la chose ne me paraît pas si bête que ça et je ne vois pas pourquoi, de temps en temps, on ne se mettrait pas à bouger dans tous les sens sur les sons d'une musique entraînante. Encore une fois, tout cela peut sembler naïf, mais l'objectif à atteindre est tellement puissant qu'il ne faut hésiter devant rien. D'ailleurs, on parle de certaines maladies, notamment du cancer, qui surviennent au moment de puissants chocs émotionnels ou bien d'événements douloureux. C'est un peu comme si on disait que la perte de la joie était la cause de la maladie. Beaucoup de médecins contestent cela, mais beaucoup de patients le confirment. Le doute subsiste tout de même et peut-être que ce fameux sage avait raison. D'ailleurs, quand on met des musiques entraînantes dans des maisons de santé réservées aux personnes atteintes notamment d'Alzheimer, on observe une amélioration des patients. Il y a une remobilisation de la mémoire immédiate et une meilleure participation aux interactions sociales.

Avec cette partie, ce que je souhaitais vous faire percevoir, c'est que le psychisme est quelque chose de très subjectif, c'est une construction personnelle, définie par une ambiance et un état global qui ne signifie pas forcément qu'il y a une maladie psychologique derrière. La négativité est une forme de conditionnement. À ce titre, je ne vois pas pourquoi on ne pourrait pas imaginer que l'on puisse se déconditionner en se forçant à mettre en place des éléments positifs. Tout peut être bon et j'ai peut-être oublié quelques éléments que vous pourriez vous-même imaginer d'ailleurs. Seul le résultat compte.

Certaines des techniques que je vous ai exposées vous semblent peut-être naïves, mais pourtant ça marche. S'obliger à être optimiste, s'obliger à être joyeux, éliminer les pensées négatives, dire stop à une obsession... Tout cela fonctionne. C'est pour cela que j'avais mis en relation la notion de mauvaises habitudes et de bonnes habitudes, car il s'agit de substituer du bon à du mauvais. C'est un exercice qui exige de la volonté et de l'endurance. Il ne suffit pas une seule fois dans la journée de se dire optimiste pour que cela fonctionne en permanence. Mais dès que vous sentez arriver quelque chose de négatif dans votre esprit, il s'agit de le transformer sans attendre. Peu importe la méthode que vous suivrez, l'important c'est d'éliminer cela. À force d'adopter ce type d'attitude, vous allez voir que vous allez pouvoir restaurer un état positif permanent et c'est tout mon objectif. Vivre heureux, c'est vivre plus longtemps, mais c'est surtout vivre mieux. Et c'est ce que je voudrais que chacun d'entre nous arrive à obtenir sans avoir besoin d'utiliser une drogue autorisée légalement comme les médicaments ou l'alcool ou une drogue non autorisée comme les drogues dures, toute forme d'addiction que nous pourrions avoir.

Mais le psychisme seulement ne suffit pas. Pour atteindre le bonheur, on peut agir sur d'autres paramètres, comme son alimentation.

AGIR SUR SON ALIMENTATION POUR CHANGER SA VIE, LE POIDS DE LA NUTRITION

La nutrition reste mon sujet d'intervention privilégié, puisque beaucoup de lecteurs me connaissent sous cet aspect. J'ai souvent été amené à parler du plaisir de manger et j'ai insisté sur le fait que cela faisait partie de l'équilibre des plaisirs, c'en est un des éléments. Aussi ai-je toujours privilégié, dans l'acte de manger, la fonction hédonique afin d'être dans le meilleur état d'esprit possible.

Atteindre le bonheur en changeant son habitude de manger, sa façon de manger, est-ce possible ? Beaucoup d'entre nous sont conscients que l'acte de manger apporte du plaisir, mais la question posée ici est de savoir si cela nous permet d'atteindre le bonheur. Certains considèrent l'acte de manger comme faisant partie du domaine du vulgaire, opposant la culture, les sciences et l'art à la nourriture et sa préparation. Ce temps semble révolu car se nourrir et cuisiner est devenu une occupation, une distraction, et, quoiqu'en disent certains, un art. Cuire, bouillir, griller sont des opérations chimiques. Assembler des aliments, choisir des goûts et des assortiments de couleurs, les présenter dans une assiette nécessite des talents artistiques.

Pour illustrer ce propos, il faut se rappeler un film très célèbre qui s'appelle *Le Festin de Babette*. C'est un film danois, hautement reconnu puisqu'il a obtenu l'Oscar du film en langue étrangère en 1988. Pour ceux qui ne l'auraient pas vu, il raconte l'histoire de deux sœurs qui, après une histoire d'amour se retrouvent célibataires et prennent la suite de leur père à la tête d'une communauté. Le père était un pasteur protestant autoritaire et assez possessif. Les deux femmes accueillent une servante, une Française, dont la fonction principale consiste après avoir appris la cuisine locale, à servir et à préparer à manger. Un long moment, elle va servir avec application les deux sœurs qui se consacrent pleinement à offrir la charité aux personnes démunies de la région. Il se trouve que Babette, c'est son nom, remporte un gros lot après avoir joué à un jeu de hasard. Elle décide alors d'utiliser son gain pour préparer un grand repas sur le modèle français pour fêter l'anniversaire du pasteur défunt. Mais ce repas à la française, incompatible avec les valeurs locales, ne plaît guère lorsqu'il est découvert, à la fois aux deux sœurs et à la communauté. Comme il est trop tard pour tout annuler, d'un commun accord, tous décident de ne pas annuler le repas mais par contre s'engagent à ne pas parler pendant toute la durée de la festivité. Malgré leur décision, la nourriture est tellement excellente et belle à regarder que l'ensemble des invités apprécient énormément ce repas. Le réalisateur filme à quel point le bien-être et le bonheur envahissent tous les convives. Leur visage s'éclaire de plus en plus, les sourires s'agrandissent, la parole se délie. La fête est tellement réussie, alors que ces ascètes avaient décidé de faire de cette soirée un moment totalement neutre, que tout le monde finit par s'embrasser, danser et qu'il s'agit d'un bouleversement complet des habitudes. Habitués à une vie modeste, empreinte de pudeur et de réserve, tout le monde se lâche et tout se termine dans une bonne ambiance. On s'attend à ce que Babette s'en aille, mais elle a tout dépensé dans cet unique repas et ne peut plus rentrer à Paris, continuant donc à servir les célibataires sans que le film nous en dise plus.

Ce film s'emploie à démontrer que le bonheur peut s'acquérir au travers de la nourriture, évidemment si elle est délicieuse. Au début du repas, un plaisir lié à l'alimentation s'installe, qui finit, plus tard, par se transformer en bonheur complet. Il montre bien sûr l'impact de la convivialité sur le comportement des convives, mais également le don de soi que fait Babette en offrant ce festin à la communauté, un acte d'amour qui provient de la préparation du repas, du choix des aliments et de sa propre générosité. Ce film est une des plus belles illustrations de la relation qu'il y a entre les interactions sociales, le psychisme individuel et la nourriture. Et, en l'occurrence, il montre comment on peut passer de l'abstinence et de l'ascétisme au bonheur, contre son gré, par le pouvoir des aliments et de leur préparation.

Les aliments qui « rendent heureux »

Pourtant, la première question que l'on posera à un nutritionniste sur le sujet de la nutrition et du bonheur sera : « Quels sont les aliments qui pourraient amener le bonheur ? » Cette notion est particulièrement réductrice puisque, comme on peut le voir au travers de ce film, l'acte de manger ne trouve pas seulement son sens dans les aliments que l'on consomme, mais également dans tout l'environnement autour du repas, dans les interactions, dans la présence de différentes personnes ou dans l'offrande qui est faite par celui qui invite. Voilà pourquoi, entre autres, on a toujours recommandé le repas de famille qui permet à la fois d'assurer la transmission culinaire et alimentaire mais aussi la circulation de la parole et l'expression des sentiments. Il en est d'ailleurs de même avec nos amis et la réunion autour d'un repas fait partie à part entière des bonheurs que l'on peut ressentir et s'offrir à soi-même.

Bien sûr, la science n'est pas restée inactive et je me suis rendu compte dans mes lectures scientifiques qu'on a étudié de nombreux aliments pour évaluer leur impact sur le bonheur.

Le chocolat

Je ne peux résister à commencer par le chocolat. On a écrit beaucoup de choses sur lui. Il contient plus de 800 molécules. Aphrodisiaque, stimulant, antidépresseur, source de magnésium, remède contre la fièvre, les épanchements de bile, les fluxions de poitrine, drogue dont la consommation entraîne une dépendance... Depuis six siècles, le chocolat en a vu et entendu de toutes les couleurs. Il faut savoir que dans chaque aliment il y a des nutriments plus ou moins nombreux ; le chocolat fait partie de ceux qui en contiennent le plus. Les plus connus sont la caféine et la théobromine qui sont des substances excitantes, mais il contient aussi beaucoup de magnésium, qui est connu pour ses effets relaxants et dont le déficit entraîne une baisse de la dopamine qui est impliquée dans les mécanismes du plaisir. On dit même qu'il existe des substances proches des amphétamines, psychotropes dérivés d'acides gras, bref un nombre de substances qui peuvent interagir fortement avec le cerveau, et donc les comportements individuels. Certains se sont attachés à vérifier l'impact réel du chocolat sur les modifications de l'humeur. Michael Macht et Dorothée Dettmer[15] ont cherché les variations d'humeur et d'émotion après avoir consommé une barre de chocolat ou une pomme. Pour cette étude, 37 femmes en bonne santé de poids normal ont mangé une barre de chocolat, une pomme ou rien et on a évalué leur état subjectif 5 minutes, 30 minutes, 60 minutes et 90 minutes après. Le chocolat et la pomme ont tous deux réduit la faim, augmenté la qualité de l'humeur et accru l'activation. On a par ailleurs constaté les effets du chocolat étaient plus forts. Manger du chocolat était également

15. Michael Macht, Dorothée Dettmer, "Everyday Mood and Emotions after Eating a Chocolate Bar or an Apple", *Appetite*, n° 46-3, p. 332-336, 2006.

suivi d'une sensation de joie mais aussi chez certaines femmes de culpabilité. Les femmes qui avaient présenté ces éléments de culpabilité ont vécu des émotions positives moins intenses que celles qui ne les avaient pas vécues. Les conclusions étaient que les réponses émotionnelles positives, l'amélioration du bien-être, étaient dues à la fois au plaisir sensoriel mais aussi à l'anticipation de ce plaisir, ce qui entraînait une diminution de la faim. Par contre, si une sensation de culpabilité entrait en jeu, alors il y avait diminution de ces perceptions positives.

Une autre étude[16] a cherché à déterminer l'impact du chocolat : s'assimile-t-il à de la nourriture ou à une drogue ? Car la littérature montrait déjà que la composition du chocolat (matière grasse, sucre, arôme) était souvent le facteur prédominant qui donnait envie d'en consommer… lui conférant donc les caractéristiques d'un produit addictif. Cependant les auteurs ont mis en évidence d'autres caractéristiques du chocolat qui pouvaient être également responsables de cet attrait.

Certains l'utilisent comme une forme d'automédication pour les carences alimentaires (par exemple, le magnésium) ou encore pour équilibrer les niveaux d'hormones impliquées dans la régulation de l'humeur, d'une crise alimentaire aiguë ou des comportements compulsifs. Il est à noter que les envies de chocolat étaient souvent épisodiques et fluctuaient, dans l'expérience en question,

---

16. Kristen Bruinsma, Douglas L. Taren, "Chocolate: Food or Drug?", *Journal of the American Dietetic Association*, n° 99-10, 1999.

avec les changements hormonaux juste avant ou pendant les règles, ce qui suggérait un lien hormonal et confirmait la nature supposée sexo-spécifique des envies de chocolat. Car on prétend que le chocolat entraîne une plus forte attirance chez les femmes que chez les hommes. La combinaison des caractéristiques sensorielles, de la composition nutritionnelle et des ingrédients psychoactifs du chocolat peut permettre d'obtenir du plaisir et d'augmenter la sensation de bonheur. À ce titre, le chocolat, et cela peut être dur à dire pour certains nutritionnistes, fait partie des aliments, selon la littérature scientifique, qui contribuent à un état de bonheur.

Mais d'autres aliments semblent posséder la même propriété (ce qui va faire plaisir aux pouvoirs publics et justifier certaines publicités).

Les fruits et légumes

Trois études m'ont étonné à propos de la consommation de fruits et de légumes dans la perception du bonheur.

Une étude australienne[17] a examiné les journaux alimentaires de 12 385 adultes échantillonnés au hasard en 2007, 2009 et 2013, dans le cadre d'une étude globale sur la dynamique des ménages, du revenu et du travail en Australie. Les résultats sont assez significatifs. Quand on augmente la consommation de fruits et de légumes, on

17. Redzo Mujcic, Andrew J. Oswalda, "Evolution of Well-Being and Happiness After Increases in Consumption of Fruit and Vegetables", *American Journal of Public Health*, n° 106-8, 2016.

peut prédire une augmentation du bonheur, de la satisfaction de vivre et du bien-être. En mesurant cela, on atteint 0,24 point de satisfaction de vie pour une augmentation de 8 portions par jour. Cela équivaut d'ailleurs au gain psychologique d'un passage du chômage à l'emploi, selon l'étude qui avait également étudié cet aspect. Les améliorations se produisaient dans les 24 mois. Pour résumer la totalité de l'étude, la motivation des gens à manger des aliments « sains » pour améliorer leur santé était affaiblie par le fait que les avantages s'accumulent des années plus tard, parfois dix ou vingt ans, alors que les améliorations sur le bien-être résultant d'une consommation accrue de fruits et de légumes étaient quasiment immédiates. Faudrait-il alors changer le message des publicités pour dire que manger des fruits et légumes rend heureux au lieu de dire que c'est bon pour notre santé ?

Une autre étude réalisée par le professeur Tamlin Conner[18] de l'université d'Otago en Nouvelle-Zélande s'est intéressée à d'autres paramètres. L'objectif de l'étude était de déterminer si la consommation de fruits et de légumes était associée à d'autres marqueurs du bien-être au-delà du bonheur et de la satisfaction de vivre. Elle a donc recherché les associations avec la curiosité et la créativité. Ils ont pris un échantillon de 405 jeunes adultes qui ont rempli un journal quotidien sur Internet pendant 13 jours consé-

18. Tamlin S. Conner 1, Kate L. Brookie , Aimée C. Richardson , Maria A. Polak, "On Carrots and Curiosity: Eating Fruit and Vegetables is Associated with Greater Flourishing in Daily Life", *British Journal of Health Psychology*, n° 20-2, 2014.

cutifs. Chaque jour, les participants ont noté leur consommation de fruits, légumes, bonbons et chips ainsi que leur bien-être, leur curiosité, leur créativité, leurs affects positifs ou négatifs. Nouvelle surprise, on retrouvait toujours la notion d'amélioration du bien-être liée à une forte consommation de fruits et de légumes, mais également une curiosité et une créativité accrues. À l'inverse, lorsqu'il y avait une forte consommation d'aliments malsains, il y avait une diminution de la créativité et de la curiosité, ainsi que de la perception du bonheur. Nous relativisons ces expériences par le fait qu'elles sont corrélationnelles.

Dominica Glabska, de l'Université des sciences de la nutrition humaine à Varsovie, a évalué[19], au travers d'une série d'articles repérés dans les bases scientifiques mondiales, l'impact de la consommation des fruits et des légumes sur la santé mentale des adultes. C'est un travail de romain, puisqu'elle a analysé 5 911 articles. Tous les travaux portaient sur la dépression et les symptômes dépressifs, mais également sur d'autres caractéristiques qui allaient du bien-être général et mental à la qualité de vie, la qualité du sommeil, la satisfaction de vivre, l'épanouissement, l'humeur, la curiosité, la créativité, l'optimisme, l'estime de soi... Les résultats les plus importants ont confirmé qu'une consommation totale élevée de fruits et de légumes et, plus particuliè-

---

19. Dominika Głąbska, Dominique Guzek, Barbara Groele, Krystyna Gutkowska, "Fruit and Vegetable Dietary Patterns and Mental Health in Women: A Systematic Review", *Nutrition Reviews*, n° 12-1, 2020.

rement de certains de leurs sous-groupes spécifiques, notamment les baies, les agrumes et les légumes verts à feuilles, favorisait des niveaux plus élevés d'optimisme et d'auto-efficacité, permettait de réduire les niveaux de détresse psychologique et protégeait contre les symptômes dépressifs.

N'allez pas croire que je ne suis qu'un suiveur et que je flatte les politiques de santé publique. Au contraire, je me rends compte que les messages et les publicités, harcelantes, sur la nécessité de bien manger n'ont pas touché leur cible. C'est ce que m'ont démontré ces articles. Jusqu'à l'écriture de ce livre, je n'avais pas cette vision et c'est un plaisir d'essayer de vous la transmettre. En y réfléchissant, je me rends compte également que la saveur de la nourriture, pour beaucoup d'aliments, passe par le temps de la préparation. L'étendue des saveurs des différents fruits et légumes offre une palette de variétés de plaisir sensoriel. Il est donc possible que la variété des stimuli entraîne une meilleure production d'hormones du bonheur dans notre cerveau.

Les oméga-3

Continuons sur ce terrain et regardons quels autres aliments peuvent nous aider dans la recherche du bonheur. On a beaucoup entendu parler des oméga-3, de leur impact sur le cerveau, sur les maladies cardio-vasculaires et même sur les dépressions. Le très fameux Hirohito Tsuboi, directeur de recherche à l'université de

Kanazawa, au Japon, a étudié l'impact des oméga-3 sur le sentiment d'accomplissement et le bonheur[20]. En réalité, il a surtout recherché la relation entre le sentiment d'accomplissement, le bonheur et la quantité d'oméga-3 qui circulaient dans le sang. Pour cela, il a fait participer 133 personnes dans un hôpital et a mesuré leur indice de bonheur à l'aide de la version japonaise de l'échelle du bonheur. Vous pouviez vous y attendre à la lecture de ce texte, les résultats ont montré des corrélations positives entre le taux d'acides gras oméga-3 circulant dans le sang et le sentiment d'accomplissement et de bonheur. L'étude a bien sûr été plus fine que cela et je ne veux pas embarrasser le lecteur avec des éléments trop techniques et scientifiques, mais Hirohito Tsuboi a également conclu que ce sentiment de bonheur n'était pas lié à des facteurs tels que l'âge, l'indice de masse corporelle ou les habitudes de grignotage, mais vraiment à la consommation de ces nutriments. Il a donc permis de confirmer que la consommation des oméga-3 était un facteur d'activation de la sensation de bonheur. C'est donc une habitude que chacun doit adopter avec régularité même si, depuis quelques années, pour des raisons de santé vasculaire, nous en avions déjà augmenté la consommation.

---

20. Hirohito Tsuboi, Hiroyuki Sakakibara, Masahiro Matsunaga, Asami Tatsumi, Kimiko Yamakawa-Kobayashi, Naoko Yoshida, Kayoko Shimoi, "Omega-3 Eicosapentaenoic Acid Is Related to Happiness and a Sense of Fulfillment: A Study among Female Nursing Worker", *Nutrients*, n° 12-11, 2020.

Pour mémoire, les oméga-3 se trouvent en particulier dans les poissons issus de la transformation du plancton que ces derniers absorbent. Les poissons les plus riches en oméga-3 sont les espèces les plus grasses comme le saumon, la sardine, l'anchois, le maquereau, le hareng. Les œufs de poule ayant reçu une alimentation enrichie en oméga-3 en contiennent aussi tout comme la margarine. On trouve maintenant certaines huiles, comme l'huile de colza et l'huile de noix, avec des rapports oméga 3/ oméga 6 de un sur cinq.

La vitamine D, etc.

De nombreuses études ont également tenté d'évaluer l'impact de la vitamine D, en particulier chez l'enfant. La grande majorité de ces études ont démontré une influence positive potentielle de la vitamine D sur la santé mentale des enfants. Plus exactement, toujours sans embarrasser le lecteur, un niveau suffisant de vitamine D empêche essentiellement de sombrer dans un état de mauvaise humeur. Mais l'honnêteté scientifique oblige à préciser que nous n'avons pas de mesures précises sur son impact sur la bonne humeur. On peut donc prendre de la vitamine D en supposant que cela nous évitera des sentiments négatifs plus que pour amplifier notre bonheur.

Les Japonais font partie des populations qui travaillent beaucoup la notion de la perception du bonheur et du bien-être. C'est ainsi que j'ai repéré plusieurs études sur le sujet qui ont démontré que la consommation d'un acide aminé appelé le L-tryptophane semblait avoir des effets positifs sur des individus en bonne santé pour diminuer leur anxiété. Les aliments les plus riches en L-tryptophane sont les légumineuses, le soja, le riz complet, le poisson, les arachides et les graines de courge. Il y en a dans beaucoup d'aliments, mais ceux-là sont ceux qui en contiennent le plus. Il est encore plus efficace quand on le trouve dans les pâtes, le riz et l'ensemble des céréales en général. Il s'agit là d'une approche purement biologique puisque le L-tryptophane entre dans la synthèse d'hormones très importantes dans la régulation de l'humeur, ainsi que du sommeil comme la sérotonine ou la mélatonine.

Les probiotiques

Pour compléter le tableau, il suffit d'évoquer les probiotiques, comme cela a été démontré par un article[21], certes un peu ancien car il date de 2006, mais très intéressant. L'essai a été mené sur 132 personnes en bonne santé. Pendant une période de trois semaines, ces individus ont testé soit des boissons lactées qui contenaient des probiotiques, soit un placebo. On a mesuré l'humeur et les capacités cognitives, c'est-à-dire intellectuelles, au départ et après 10 et 20 jours de consommation. La conclusion a été courte et simple : la consommation de yaourts contenant des probiotiques améliore l'humeur de ceux dont elle

21. David Benton, Claire Williams, Amy Brown, "Impact of Consuming a Milk Drink Containing a Probiotic on Mood and Cognition", *European Journal of Clinical Nutrition*, n° 61-3, 2006.

était initialement mauvaise. Il semblerait donc qu'il y ait une intervention possible des probiotiques sur l'humeur. C'est un sujet qui est largement traité depuis quelque temps et on y trouve beaucoup d'intérêt, peut-être que justement la consommation de probiotiques permettrait d'atteindre un état de bonne humeur.

Quand on fait le bilan de l'ensemble des éléments qui ont été cités, on peut en conclure que les aliments favorables au bonheur sont les légumes et les fruits d'une façon générale, avec une préférence pour les baies, les agrumes et les légumes verts à feuilles, les acides gras de type oméga-3 que l'on va retrouver en général dans les bonnes huiles, mais aussi dans les poissons gras en particulier, le L-tryptophane que l'on retrouve dans beaucoup d'aliments, mais dont il semble que les produits céréaliers soient les promoteurs les plus efficaces. On approche presque d'un modèle méditerranéen avec beaucoup de fruits et légumes, des huiles de bonne qualité, du poisson et des produits céréaliers. Mais se contenter de dire qu'il existe des éléments biologiques qui permettent de renforcer la bonne humeur ne me suffit pas. L'humeur est un état subjectif qui fait intervenir de nombreux autres paramètres.

Le partage et le plaisir de cuisiner

Lorsque nous avons évoqué *Le Festin de Babette*, nous avons bien vu que le partage avait favorisé le bonheur. Eh bien, cela aussi a été étudié dans un travail effectué en Thaïlande. Cette étude[22] a examiné la corrélation entre l'importance de la consommation des repas principaux seul et l'association avec une mesure globale du bien-être et du bonheur sur une population de 39 820 personnes très exactement. Elles ont été suivies pendant une période de huit ans. Les résultats ont montré que le fait de déclarer être malheureux était statistiquement associé à la fréquence des repas consommés seul. Cet effet négatif était d'ailleurs plus fort chez les femmes que chez les hommes. Et quand on se contentait de regarder la dose de sentiment de non-bonheur, on retrouvait à chaque fois des individus qui étaient dans une situation de repas seuls. La notion de partage de repas est plus souvent associée à l'Occident, c'est pour cela que les auteurs ont conclu que leur étude avait fourni des preuves d'un contexte non occidental, que le partage des repas pourrait contribuer à augmenter le bonheur. C'est ce que nous avions remarqué dans l'analyse que nous avions faite sur *Le Festin de Babette.*

Plusieurs autres sujets soulignent l'impact de la nourriture et du « manger » d'une façon générale sur le bonheur. C'est le cas de la cuisine. La préparation des aliments a longtemps été considérée comme la tâche ménagère par excellence et on a l'impression aujourd'hui qu'elle est attaquée de tous les côtés par de nouvelles industries, comme

---

22. Vasoontara Yiengprugsawan, Cathy Banwell, Wakako Takeda, Jane Dixon, Sam-Ang Seubsman, Adrian C. Traîneau, "Health, Happiness and Eating Together: What Can a Large Thai Cohort Study Tell Us?", *Global Journal of Health Science*, n° 7-4, 2015.

la restauration de rue, les supermarchés et, plus fréquemment désormais, la livraison de repas tout prêts à domicile.

Évidemment, tout le monde n'est pas concerné par ce mouvement, plus fréquent d'ailleurs en semaine que pendant le week-end. Il existe de fortes disparités selon le lieu où l'on vit et la culture régionale. La cuisine est chargée d'une forte signification symbolique. Dans les enquêtes menées sur les 50-60 ans, faire la cuisine, c'est d'abord pour 67 % une activité tournée vers les autres. Cuisiner c'est donner, c'est-à-dire faire plaisir et partager. Cette dimension du faire plaisir et du partager qui contribue au bonheur est entachée par les aspects négatifs que sont la répétitivité parfois lassante et les contraintes de la vie quotidienne qui limitent le temps disponible. On a fini par lui donner, avec l'appui de la publicité, la notion de corvée, de perte de temps, d'ennui alors que 18 % seulement des personnes interrogées considèrent cela comme une vérité.

Cuisiner, un pan d'identité

L'art de cuisiner est un ensemble d'opérations très symboliques et très ritueliques. Levy-Strauss disait notamment qu'il s'agissait d'un espace de relation structurel. Imaginer la cuisine, comme le seul mouvement qui consiste à être dans un espace à utiliser casseroles, poêles et autres nouveaux ingrédients est assez réducteur. L'acte de cuisiner peut passer simplement par le fait de confectionner un sandwich ou même d'assembler des aliments préachetés. On y investit beaucoup d'autres choses.

Chacun d'entre nous peut y exprimer une partie de son identité familiale, par exemple avec les recettes de famille. Combien de livres paraissent chaque année sous des titres comme *Cuisine de ma grand-mère, Cuisine de ma famille, La Cuisine des enfants*... Et combien de petits cahiers on retrouve dans les familles pour y conserver précieusement telle ou telle recette. Ce sont également les traditions régionales ou nationales, notre attachement à nos origines et à nos racines. C'est aussi un signe de représentation sociale, on cuisine les aliments en fonction de son pouvoir d'achat.

Avec l'émergence des nouveaux modèles alimentaires, c'est parfois une définition des valeurs. On est tourné vers la sauvegarde de la planète quand on fait ses courses de façon écologique ou qu'on évite le gaspillage, respectueux des animaux quand on choisit d'être végétarien ou végétalien, politique quand on achète des produits en provenance de pays défavorisés, hygiéniste quand on surveille chaque ingrédient trop gras ou trop sucré... En bref, dis-moi ce que tu manges, je te dirai qui tu es.

Faire la cuisine fait intervenir un certain nombre de sens dont nous reparlerons dans le chapitre de la santé : la vue, le goût, l'odorat et même l'audition, quand on déballe les paquets, quand on assemble des aliments ou quand on les mastique. La mise en fonction de l'ensemble de ces sens est une façon de participer pleinement à l'exercice. Si la cuisine est une forme de chimie alimentaire, c'est aussi une chimie intellectuelle et une chimie sociale. Si on demande à des femmes si elles cuisinent en suivant les habitudes de leurs mères ou non, aujourd'hui, elles répondent que oui. Ce n'était pas le cas il y a 50 ans. Il y a eu une inversion des modèles. Et cette inversion des modèles renforce beaucoup plus la relation enfants-parents que précédemment. On recherche les siens au travers des photos, mais aussi des habitudes culinaires. Il en est de même désormais chez les hommes : dans les études plus récentes, on observe qu'ils tentent de reproduire également tantôt ce que leur mère préparait, tantôt ce qu'ils ont vu leur femme préparer, ce qui est positif dans le sens de l'égalité des sexes.

Une forme de méditation

Dans la pratique de la méditation, on peut se concentrer sur un objet ou sur un sujet pour recentrer son esprit vers soi-même. C'est la même chose avec la cuisine : pendant que vous cuisinez, vous vous concentrez sur un ensemble d'opérations qui visent à préparer quelque chose non seulement pour se nourrir, mais aussi qui soit bon afin de flatter vos sens. C'est une recherche de plaisir et donc d'amélioration du bien-être. Nous avons bien insisté sur le fait que manger devait absolument être un plaisir et ainsi apporter plus de bonheur. Quand on prépare à manger, on anesthésie sa pensée, c'est une forme de méditation. On la concentre vers la recherche du bonheur, c'est une forme d'amour de soi. Quand on cuisine pour plusieurs personnes, on partage, c'est une forme d'offrande et, bien sûr, une interaction sociale.

Manger bien ou bien manger ?

C'est un des grands problèmes de la période actuelle : on a mélangé la norme sociale avec la norme diététique. Nous recevons des injonctions permanentes sur la façon dont il faut manger, sur la nécessité de consommer plus de tel ou tel aliment et surtout d'en éviter d'autres. Cette norme diététique est fortement encouragée par les pouvoirs publics, essentiellement pour des raisons sanitaires. On essaie de nous protéger contre différentes maladies, ce qui entraînerait moins de dépenses. À force d'en faire trop, c'est devenu un fardeau que nous traînons et qui ne nous fait pas du bien. Désireux de bien faire et en même temps soucieux de notre santé, nous finissons par manger des choses que nous n'aimons pas, simplement parce qu'on nous a dit de le faire et que nous nous sommes persuadés que c'était indispensable. On éloigne ainsi la possibilité de considérer cuisine et alimentation comme une source de bonheur. Ce phénomène est largement amplifié par une partie de ce qu'on trouve sur les réseaux sociaux concernant la minceur, la perfection corporelle et les comptages de calories. Au final, un certain nombre d'entre nous finit par ne plus manger en fonction de ses goûts, mais en comptabilisant une dose de magnésium, une dose de calcium, une dose de bonne graisse… Mais quel rapport entre bien manger et manger bien ?

On l'a vu plus haut, la culpabilité limite le plaisir de manger et donc empêche d'en retirer du bonheur. Il faut donc faire des efforts aujourd'hui pour réapprendre à manger ce qui est bon. Il sera toujours temps après de réfléchir à améliorer la diététique, mais la priorité de l'alimentation doit être de se faire plaisir en mangeant. Ceci va à contre-courant de la tendance actuelle mais c'est la réalité. À quoi servirait de manger soi-disant bien pour vivre moins bien ? Un de mes vieux professeurs disait, avec beaucoup d'humour, qu'il savait qu'il ne fallait pas manger la croûte de pain parce qu'elle pouvait être cancérigène quand elle était trop brûlée, qu'il ne mangeait pas d'aliments crus par rapport à la dangerosité qu'ils pouvaient présenter, qu'il limitait soigneusement sa ration calorique, supprimait le vin… Mais il ajoutait qu'il ne savait finalement pas s'il vivrait plus vieux ou si simplement il aurait le sentiment de vivre plus longtemps parce que la vie serait beaucoup plus ennuyeuse.

Attention, bien manger ne signifie pas ici manger exclusivement des choses grasses, mais se faire plaisir en mangeant. On a l'impression qu'on a rendu complètement tabou tout un pan de l'alimentation. Personne, en dehors d'expérimentations farfelues, ne mange dans les fast-foods tous les jours. Mais pourquoi si cela vous fait plaisir, ne pas le faire de temps en temps ? Simplement parce qu'il existe une pression sociale, une espèce de pensée unique qui a décidé que le fast-food était le lieu de la malbouffe totale. Quand les Afro-Américains des États du Sud aux États-Unis consommaient du poulet pané, on n'en faisait pas une grande affaire. Mais aujourd'hui aller chez KFC ou autre est devenu l'indice suprême de la malbouffe pour une partie de la population. On le réserve et on l'accepte seulement pour les populations dites moins favorisées. C'est pour cela que j'ai toujours encouragé la diversité alimentaire qui protège de tout et qui ne nuit pas au plaisir de manger et donc au bonheur. Autant il serait idiot de manger régulièrement au même endroit, autant il est aussi idiot de ne jamais y manger, surtout si ça fait plaisir. Petit rappel nutritionnel, on peut équilibrer sa nourriture sur un repas, sur une journée et même sur une semaine.

Il en est de même pour les horaires et les rythmes des repas. Je ne compte plus le nombre de fois où j'ai expliqué que nos normes alimentaires se sont modifiées en permanence au travers des siècles, que nous sommes passés cycliquement de un à quatre repas par jour. La norme sociale qui s'est imposée aujourd'hui est celle des trois repas. Cela n'a rien à voir avec la santé ou avec le plaisir de manger. Le petit déjeuner, soi-disant le meilleur repas de la journée, a été un formidable slogan inventé par les céréaliers pour essayer de vendre les céréales du matin. Si ce petit déjeuner est important pour les enfants, chez les adultes, très souvent, l'habitude est de ne pas le prendre sans qu'on constate d'altération de la santé. Les gens ont des facilités aujourd'hui à consommer des collations, prendre des goûters ou grignoter devant la télévision. Au final, le rythme horaire alimentaire s'est modifié tout seul sans beaucoup d'importance et de retentissement en termes d'activité et de santé. Au contraire, dirais-je, c'est une façon de penser pour soi-même et de vivre pour soi-même sans que cela gêne les autres. Pourtant, une partie de la population se sent coupable de ne pas prendre de petit déjeuner à cause d'une terrible pression publicitaire en particulier pour les céréales. Certains vont finir par en prendre alors qu'ils n'en ont pas envie et pourrir leur rythme alimentaire personnel. Ils ne pourront pas manger comme ils le veulent le reste de la journée à cause des contraintes pseudo-sanitaires. Cela nuit au plaisir de vivre. Vivez heureux en prenant vos repas aux horaires que vous souhaitez. Il est fondamental de manger à votre convenance en vous faisant d'abord plaisir et, seulement après, équilibrez les choses. Choisir soi-même les horaires de ses repas est une autre façon de se faire plaisir et de se libérer d'une oppression qui empêche d'être totalement heureux.

De l'importance de connaître les aliments

Apprendre les aliments n'est un exercice ni fastidieux ni inutile. De célèbres expériences[23] ont montré que quand on montrait à des enfants des images de légumes, beaucoup ne savaient pas les nommer. C'est dommage parce que c'est un des éléments de leur environnement. Ce déficit s'explique parce que nous avons pris l'habitude de détacher les enfants de la connaissance alimentaire à

23. Kelly Brownell, Katherine Battle Horgen, *Food fight*, Contemporary books, Macgraw Hill, 2003.

mesure que nous nous en sommes nous-mêmes détachés à cause de la prééminence des aliments industrialisés, de la réduction du temps passé à nos loisirs et à nos achats alimentaires. Cuisiner en même temps que ses enfants et leur montrer les aliments peut constituer un moment de partage intéressant et permettre d'avoir des repères autant alimentaires que familiaux. C'est un moment très agréable, quand on regarde ces émissions à la télévision, mais peu d'entre nous le font régulièrement pour eux-mêmes. On adore voir les documentaires qui nous montrent des balades dans les marchés et on oublie d'aller soi-même regarder les étalages. Souvenez-vous à ce titre de la période du confinement. Le truculent et sympathique Cyril Lignac cuisinait chaque soir une nouvelle recette. L'émission a été un formidable succès et je n'ai jamais autant vu de gens s'appliquer à écouter ses conseils, parfois même des personnes n'ayant jamais cuisiné. Libérés des contraintes du quotidien, entièrement centrés sur nous-mêmes, désireux d'oublier le stress induit par la période, nous avons fait de la cuisine une des rares sources de bonheur et d'occupation du moment. Le revers de la médaille a été, pour un grand nombre, la prise de poids, comme je l'ai constaté à ma consultation. Par contre, cela a permis de donner à beaucoup le goût de la cuisine et un retour aux valeurs de la famille.

Les couleurs, les odeurs et la diversité de notre nourriture sont une façon d'appréhender l'extérieur et l'environnement. Nos yeux sont des récepteurs et la réception de toutes ces couleurs et de toutes ces images a une grande importance pour l'équilibre de notre cerveau à la fois sur le plan biologique, avec l'aspect sensoriel, mais aussi psychologique avec les évocations que cela peut susciter et les souvenirs que cela réveille. C'est une façon d'exister dans l'environnement et en même temps d'en faire partie. Malheureusement, comment voulez-vous reconnaître les tomates, les aubergines ou les oranges dans un supermarché quand elles sont présentées dans des emballages plastiques ? Cette impression d'une massification de la nourriture donne peu envie de la consommer, ou de l'acheter d'ailleurs, et nous finissons par le faire de façon réflexe. C'est en partie ce qui a contribué ces dernières années à la dévalorisation de l'acte de manger. Heureusement, la réaction du consommateur ne s'est pas fait attendre. Désormais, on privilégie le local et la proximité, une nouvelle façon de bien vivre.

C'est aussi en cela que la cuisine est importante parce que manger, c'est s'approprier l'aliment et vous connaissez cette célèbre phrase : « Tu es ce que tu manges. » En réalité, l'ingestion des aliments, c'est une façon de se les approprier, et plus vous allez vous approprier d'aliments différents, plus vous ingérerez des couleurs différentes, plus vous aurez des goûts différents, plus vous allez, en quelque sorte, posséder le monde extérieur et vous y intégrer. Et ça c'est vraiment important.

Apprendre les aliments, ce n'est pas seulement étudier leurs valeurs caloriques et nutritionnelles, c'est aussi s'en approprier la texture, la densité, la consistance et, bien entendu, le goût. C'est aussi apprendre comment les cuisiner et imaginer comment les cuisiner, c'est pour cela que la créativité en termes alimentaire est très importante et que chacun de nous a le droit de cuisiner les aliments comme il en a envie. Sur le plan pratique, cela signifie qu'il faut essayer de passer du temps à s'occuper de sa nourriture, ne pas hésiter à tester des aliments, les goûter, tenter d'en identifier toutes les caractéristiques et, pourquoi pas, imaginer ses propres recettes en délaissant les livres de cuisine et Internet.

Les arts de la table

On le verra plus tard dans l'organisation de la maison, il existe des techniques pour positiver les espaces. Il en est de même évidemment pour le lieu où nous consommons nos repas. On parle peu des arts de la table qu'on a souvent interprétés comme un exercice de luxe et de prestige. L'arrivée de la restauration livrée à domicile a transformé ces arts de la table en une espèce de nourrissage qui n'est pas de bon aloi. Aujourd'hui, notre attention s'en est détournée au profit de l'intérêt écologique. Il s'agit d'utiliser des contenants qui permettent d'être recyclés. On fait très attention à ne pas utiliser trop d'ustensiles consommateurs d'énergie ou bien non dégradables. Mais finalement, c'est comme si on recommençait à manger dans des écuelles, ces nouveaux emballages dans lesquels le restaurateur conditionne la nourriture pour que nous la consommions à notre domicile.

Cette expression des arts de la table représente tous les éléments artistiques que l'on va associer au repas pris en commun ou même seul, à la présentation des mets, au mobilier et aux ustensiles. Ce sont les verres, les assiettes, les couverts, la disposition de la vaisselle, la décoration d'une table…

Quand on fait la fête, en général, on sert de bonnes choses à manger et à boire, mais on prépare aussi un environnement pour cela. On décore la table, on met de belles assiettes et des couverts adaptés. Selon le choix que vous allez faire, vous pourrez valoriser ou non votre nourriture et votre repas. Lors d'un test consommateur, j'ai eu l'occasion de servir une nourriture préparée par un chef étoilé de deux façons différentes. Dans le premier groupe, j'ai utilisé de la vaisselle jetable sur une table en métal. Dans l'autre groupe, avec l'aide d'un célèbre porcelainier, j'ai servi la même nourriture dans un service de table prestigieux sur une jolie nappe. Dans ce second groupe, les consommateurs n'ont cessé de louer l'excellence de la nourriture. Dans le premier groupe, les commentaires étaient très positifs mais beaucoup moins laudatifs. Je pense qu'il est simple de comprendre la conclusion de ce test. L'environnement que l'on met autour de la nourriture amplifie ou diminue sa valeur. Par voie de conséquence, le plaisir éprouvé n'a pas la même intensité. En augmentant le plaisir d'un repas, on contribue à augmenter notre perception du bien-être et du bonheur.

On peut reproduire cela au quotidien en choisissant de passer un peu de temps pour préparer les repas, même de façon très simple. Mettre une nappe, choisir des assiettes, des couverts et des verres à sa convenance, dans un environnement spécifique est important. C'est donner de la valeur à l'acte de manger et à la nourriture que l'on va consommer et en même temps, encore une fois, une façon de se dire à soi-même que l'on compte. Pareillement pour nos invités, c'est une façon de les honorer et de leur montrer nos sentiments. Il n'est d'ailleurs pas compliqué, lorsque vous décidez d'acheter ou de vous faire livrer des aliments qui arrivent dans des emballages papier ou carton, de les disposer dans une assiette avant de les réchauffer. Le plaisir que vous retirerez de votre repas en sera augmenté.

Dans beaucoup de publicités, la cuisine est représentée avec des instruments à l'ancienne, la cuisinière en fonte, les marmites en cuivre parce que chacun de ces éléments a une valeur symbolique qui va toucher notre cerveau, lui rappeler des moments positifs. Les grands-mères sont toujours de bon aloi quand on fait des confitures. C'est une association simpliste entre le goût du sucre et l'image de l'amour tendre véhiculée par les grands-parents. Cela permet de nous rappeler la beauté de la transmission alimentaire qui se perpétue de génération en génération et de siècle en siècle.

Pour conclure cette partie, attraper du bonheur au travers de la nourriture, c'est finalement plus que les aliments, c'est aussi le cadre de vie qu'on leur donne. On privilégiera certains aliments comme les légumes, les fruits, les bonnes huiles et les poissons, les produits céréaliers, et, une fois n'est pas coutume, le chocolat. On peut y ajouter de temps en temps des probiotiques sous forme de fromage ou de yaourts. Un programme alimentaire simple qui peut se pratiquer en variant à l'infini les aliments… Et à vous de jouer pour faire en sorte de les consommer dans un cadre agréable afin de donner encore plus de valeur à l'instant. Les traditionnelles consignes de couper les écrans, d'éviter de se servir des Smartphones ne signifient pas que ces outils sont dangereux… Ils sont simplement les parasites de ce temps qui devrait être consacré à une activité censée vous procurer un meilleur état de vivre. Pourquoi ne pas changer et adopter ces pratiques simples ?

Il ne faut jamais oublier le bonheur et le plaisir de manger. Arrêtez de manger de façon arithmétisée, privilégiez d'abord votre goût et analysez ensuite les choses pour voir si elles sont compatibles avec les consignes de santé qui doivent passer au second plan. Il ne sert à rien d'être en bonne santé et malheureux.

Oubliez les normes sociales, mangez à votre rythme et à vos horaires. Essayez de cuisiner le plus souvent possible, mais pas nécessairement tous les jours de l'année pour ne pas rendre l'acte fastidieux. J'ajouterai également qu'il est vraiment sympa de partager des moments avec les autres et de leur montrer votre affection ou votre amour au travers du temps que vous allez investir dans la préparation et le choix des aliments. Favoriser les repas en collectivité, en groupe ou en famille est une façon d'échanger, de partager, de discuter et d'envoyer et recevoir de l'amour.

Trop d'informations se sont croisées ces derniers temps entre les consignes de santé, la culpabilité, le marketing alimentaire, l'offre pléthorique. Cela a contribué à créer une forme de confusion dans nos comportements. J'ai évoqué plus haut la notion de transmission alimentaire, c'est une longue chaîne qui va de nous, depuis nos parents, nos grands-parents et nos ancêtres jusqu'à nos enfants, nos petits-enfants et notre descendance future. C'est une forme de transmission à la fois du savoir alimentaire et de l'investissement dans l'alimentation, et ça compte énormément. C'est une partie de nous-mêmes. Le bonheur, c'est aussi quelque part une notion d'appartenance. Cela signifie que nous devons connaître nos racines. Gloire à tous les cuisiniers, à tous les critiques culinaires qui vantent ce type de comportement car ils font du bien aux gens.

Combinez ces éléments et vous trouverez du bonheur dans votre assiette !

CHANGER SON ACTIVITÉ PHYSIQUE

Il ne faut pas être grand clerc pour comprendre que le sport a pris une importance capitale dans notre société. Dans la plupart des villes petites ou grandes, désormais il est fréquent de croiser des gens en train de courir à toute heure. Ailleurs, en particulier dans les villes qui sont au bord de la plage, ce sont des parties de football et de volley-ball sur le sable qui durent tard le soir avec des joueurs qui s'épuisent à force de faire de l'exercice physique et pourtant, quand ils ont fini, une expression d'intense satisfaction se lit sur leurs visages.

Le sport est même rentré de façon discrète, sous forme d'activité physique (termes que je trouve plus appropriés), dans la vie de tous les jours avec l'évolution des comportements de transport. Beaucoup d'entre nous se déplacent désormais à vélo, certains éprouvent le besoin d'en faire le week-end si, en semaine, ils ne peuvent s'exonérer de leur voiture pour se déplacer.

Dans les pays nordiques, il est remarquable que les niveaux de satisfaction et de bonheur sont souvent plus importants que dans d'autres pays. Beaucoup ont attribué cela à la pratique du sport, et en particulier dans des pays tels que le Danemark à l'utilisation effrénée du vélo comme moyen de transport. Ceci reste toutefois associé à un mode de vie très spécifique. Les relations sociales sont fortement développées, les modèles alimentaires n'ont rien à voir avec les nôtres, une forte priorité est accordée à l'environnement et au cadre de vie, le respect de l'autre est une obligation… Ce mode de vie, je l'évoque d'ailleurs progressivement tout au long de ce livre et plus particulièrement dans le dernier.

Le cas de Marc

Si quelqu'un dit vouloir « tout changer », cela signifie qu'il veut ressentir plus de satisfaction et plus de bonheur. C'est à ce titre que je voudrais vous raconter une histoire, qui m'a beaucoup influencé dans ma pratique médicale ces dernières années.

Marc est un homme d'une quarantaine d'années que je suis depuis un moment pour des problèmes de rééquilibrage alimentaire et de surpoids. Nos conversations habituelles se résument à quelques banalités, des échanges sur sa famille, son mode de vie et je ne l'ai pas vu pendant une longue période, imaginant que tous ses problèmes étaient résolus et qu'il n'avait plus besoin de moi.

Un jour, je le retrouve dans ma salle d'attente. Vous savez un médecin, comme chacun d'entre nous pourrait le faire d'ailleurs, remarque en général, sans s'en rendre compte, un ensemble de signes, de comportements, d'allure générale, bref, tout un tas de micro symptômes qui reflètent, la plupart du temps, l'état réel de son patient au moment même où il rentre dans son bureau, Sans même avoir à y réfléchir. C'est comme si notre cerveau rassemblait en quelques secondes un ensemble d'informations sans même s'en rendre compte.

Marc est un homme de 1,83 mètre, qui pesait précédemment 91 kg et à qui j'avais fait perdre une douzaine de kilos jusqu'à ce qu'il arrive aux alentours de 79 kg. Un poids relativement normal. Sa détermination à maigrir, en tout cas, c'est le cas ici, visait essentiellement à améliorer sa forme physique, sa capacité à avoir de l'énergie, son envie de travail. Rien de très original finalement chez un homme marié avec deux enfants et une situation conjugale sans grande difficulté. Quand il entre dans mon bureau, il marche à plus petits pas que d'habitude, il est légèrement voûté, sa tête regarde plutôt vers le bas que droit devant lui, ses traits sont un peu figés et je sens déjà qu'il y a un problème.

Je lui demande pourquoi il est venu me consulter. Certes, il a repris un peu de poids, quelque chose d'assez normal, et voudrait le reperdre de nouveau. Mais en principe, il devrait savoir comment s'en occuper tout seul avec les consignes que je lui avais données. Pourtant, dans sa façon de raconter les choses, je sens qu'il existe un malaise. Je commence à l'interroger sur sa famille, son travail. Toutes les réponses sont très négatives. Le travail ne l'intéresse pas, sa famille lui pose des soucis car il doit s'occuper de la scolarité de ses enfants avec le peu de temps dont il dispose après son travail. Il trouve que la ville où ils habitent à une quinzaine de kilomètres de Paris n'est pas compatible avec leur croissance dans de bonnes conditions. Ses relations avec sa femme sont bonnes, mais ce n'est plus la passion, dit-il. Un discours extrêmement empreint de mélancolie. Quand je demande pourquoi il veut maigrir, il m'explique qu'il veut changer de silhouette et il complète par une phrase terrible mais qui amène probablement notre discussion à s'élargir : « En réalité, j'ai envie de tout changer. » Je lui demande de poursuivre et il finit par m'expliquer qu'il a envie de tout plaquer, qu'il n'aime pas habiter là où il vit, que la région parisienne est une mauvaise région : il y vit mal. D'ailleurs, dit-il, c'est pour cela qu'il prend du poids, probablement parce qu'il s'ennuie et ne se sent pas bien. Avec sa femme, il ne sait pas combien de temps ça va durer, mais la passion qu'il avait pour elle lui manque. Il rêve d'une nouvelle rencontre. Je lui demande quels sont ses centres d'intérêt. Il hésite longuement avant de me répondre et de me dire : « J'aime bien le cinéma, j'aime bien être tout seul… »

Au fond, globalement, tout son discours est négatif, il n'y a rien qui émerge, il n'y a pas un pic d'expression un peu euphorique, il ne semble pas y avoir de passion. Je lui demande comment s'organise sa journée, il me répond assez sobrement : « Je me lève, je me prépare, je vais au travail, je rentre à la maison, je dîne, je regarde un peu la télévision, mais il n'y a rien de bon à regarder », conclut-il. « Et après, me dit-il, je dors. » « Avez-vous un bon sommeil ? » « Non, répond-il, je me réveille assez souvent. »

Que fait en général un médecin dans ce genre de situation, même un médecin comme moi, avant que j'écrive ce bouquin ? Pour ne rien vous cacher, la plupart du temps, il a le choix entre adresser son patient (qui l'accepte ou non !) à un psychothérapeute ou à un psychiatre, en diagnostiquant un syndrome subdépressif ou bien il va aller à la prescription des médicaments. La palette est large entre des médicaments pour induire artificiellement le sommeil jusqu'à des antidépresseurs, en passant par les anxiolytiques ou bien des régulateurs de l'humeur. Cela sera fonction de l'intensité des troubles que le médecin apprécie.

Je suis convaincu depuis un long moment que ce n'est pas du tout la solution. Cacher chimiquement un mal-être chez quelqu'un ne provoque en général aucune amélioration, si ce n'est simplement attendre un peu en espérant que les choses reviendront à la normale un peu plus tard. Or, c'est souvent la fonction de ces médicaments. Dans la volonté de tout changer qu'exprime Marc, il y a simplement le fait de dire : « Je ne suis pas heureux. » Il veut tout changer car il espère au fond qu'en changeant – « tout » nous reviendrons d'ailleurs là-dessus – son état s'améliorera et qu'il retrouvera le sourire, l'appétit de la vie, la capacité à s'occuper de son corps, et bien sûr un meilleur sommeil.

Vous avez vu, au travers de ce court paragraphe, se mélanger la notion de bien-être et de bonheur avec la notion de sommeil, d'alimentation, d'activité physique, de psychisme, d'environnement. C'est bien là tout le but.

Dire que l'on veut tout changer est simplement une façon d'exprimer que l'on n'est pas suffisamment heureux ou satisfait de son existence. donc on ne veut pas réellement tout changer, on veut simplement être plus heureux et satisfait de sa vie.

La plupart du temps, dans le cadre de ce changement, les gens sont extrêmement radicaux. Changer signifie pour Marc « je change de ville, je change de travail, je change peut-être de femme et de situation familiale, mais aussi je maigris pour changer l'allure de mon corps. Ce qui me donnera en plus, dans le miroir, l'impression que je suis un autre ». Est-ce que c'est vraiment la solution ? En réalité, c'est souvent notre regard sur les choses, les gens, notre capacité à apprécier notre travail, notre lieu de vie, qui conditionnent notre humeur. Ce n'est pas forcément le lieu où l'on vit ou l'ensemble de ces éléments qui sont en question, mais c'est notre façon de les apprécier et c'est là tout le concept. Quand on dit « je veux tout changer » en espérant complètement fracasser sa vie, peut-être qu'il suffit de faire autre chose pour arriver à obtenir un meilleur résultat.

Marc m'a touché car j'ai senti son niveau de désarroi, de réflexion négative sur lui-même, d'impuissance globale à vivre bien. J'ai pensé à sa famille que j'avais vue lors de notre première rencontre, et je me suis dit qu'il fallait vraiment trouver une autre solution que tout envoyer promener. Je lui ai demandé s'il était sportif, il m'a répondu que, plus jeune, il était membre d'un club de basket, qu'il aimait beaucoup les sports collectifs, qu'il aimait bien regarder le sport à la télévision (bien sûr, en plaisantant) et qu'effectivement, depuis quelque temps, sa vie était extrêmement sédentaire : se lever, prendre sa voiture, aller au travail, rentrer après avoir repris sa voiture et finalement le week-end, fatigué de sa semaine, ne pas se sentir d'envie de faire quoi que ce soit. Il s'obligeait à consacrer ses week-ends à ses enfants et à sa femme au détriment de l'activité physique. Je lui ai demandé si ça lui manquait. Il m'a répondu : « Non, en fait pas trop, mais j'ai l'impression que j'étais plus en forme quand j'en faisais. »

Je lui ai vraiment parlé sincèrement et lui ai expliqué tout ce que vous venez de lire. Je lui ai dit qu'au fond, avant de lui prescrire des médicaments et avant de changer « tout » comme il disait, il fallait peut-être essayer de changer d'autres choses dans son mode de vie et de s'engager dans une voie un peu différente.

J'étais d'accord pour m'occuper de l'alimentation, mais je lui proposais alors de reprendre une activité physique. Je me suis heurté, comme à l'accoutumée, à la cohorte de tous ces arguments qui empêchent les gens de faire du sport. Je me lève pour aller au travail, je rentre trop tard, je suis fatigué le week-end… Je pense que beaucoup de lecteurs connaissent cela.

J'ai donc décidé à partir de ce moment-là de lui appliquer un protocole particulier. Il a commencé le matin quand il se réveillait puisqu'il avait peu de temps, à faire dix exercices d'accroupissement, puis je lui ai dit quand il allait à son travail de voir s'il pouvait arrêter sa voiture à dix à quinze minutes de marche de l'immeuble où il exerce son activité et de finir à pied. Nous avons décidé ensemble que ce serait une première étape. Il a accepté de faire l'essai, avec une pointe d'ironie qui m'a donné l'impression qu'il me prenait pour une espèce de médecin gourou qui racontait un peu n'importe quoi pour, en quelque sorte, pardonnez-moi l'expression, endormir son patient. Toutes ces petites choses semblent très simples et même parfois naïves, mais l'expérience démontre qu'elles sont redoutablement efficaces.

Très honnêtement, je vous avoue que c'était un peu expérimental pour moi parce que j'étais inspiré par toutes ces lectures que j'avais eues ces deux dernières années et j'ai voulu lui faire bénéficier de mon expérience sur le sujet. Je ne le lui ai pas caché, mais sa confiance à mon égard lui a fait accepter le challenge. Je devais le revoir tous les quinze jours pour ses problèmes de poids. Je le retrouve donc en consultation quinze jours plus tard et lui demande quelle impression il a sur ce que je lui ai demandé de pratiquer. Il me dit qu'il reconnaît que cela a provoqué une amélioration, mais qu'il a appliqué tous ces exercices presque tous les jours mais pas tous les jours. Loin de le réprimander, j'ai pris les choses avec beaucoup d'indulgence et je lui ai dit que ce n'était pas grave, mais qu'à partir de maintenant il fallait qu'il reprenne une activité physique le week-end, et qu'il essaie d'être beaucoup plus régulier dans nos exercices. Après avoir grommelé que c'était bien difficile, il a fini par parler avec moi de la relation entre cette mini-activité matinale et l'ambition de lui faire retrouver un psychisme d'acier. Il a reconnu que cela valait le coup d'essayer. Nous avons convenu d'augmenter cette activité sur le week-end. Il s'engageait à faire un des deux jours une marche de 40 à 45 minutes avec un ou deux de ses enfants, et le lendemain il avait le choix d'aller marcher en famille ou tout seul, option qu'il a d'ailleurs prise.

Une quinzaine de jours plus tard, Marc n'a pas arrêté ses accroupissements du matin, n'a pas arrêté ses dix minutes avant d'arriver à son travail et a vraiment fait ses deux activités du week-end comme nous l'avions convenu. La nouveauté, c'est qu'il semble convaincu. Bien sûr, il me dit qu'il est beaucoup plus à l'aise car il a perdu un peu de poids également. Il justifie d'ailleurs, avec une mauvaise foi évidente, tout cela par la perte de poids, mais je pense qu'il me taquine. Surtout il me dit qu'il a observé une chose très curieuse, c'est que son sommeil semble s'améliorer. J'ai failli oublier de vous expliquer le petit truc que nous avions fabriqué ensemble pour l'inciter à démarrer ses exercices du matin. Il n'avait pas le droit de prendre le petit déjeuner s'il n'avait pas enfilé auparavant son short de sport et ses baskets. Nous voulions essayer de créer une nouvelle habitude sur le modèle des expériences que nous avons déjà évoquées.

Ce n'est plus moi qui propose quelque chose, c'est lui, au cours de nos conversations suivantes. Avec sa femme, ils ont décidé d'acheter un vélo d'appartement et, à partir de maintenant, il me dit qu'il va faire 20 à 30 minutes d'exercice quotidien sur son vélo, en lisant ou en regardant sa tablette. Je ne me contente que d'acquiescer. Il ne me parle plus jamais de tout changer !

La fois suivante, je le revois beaucoup plus tard. Deux mois ont passé, il a un poids normal, en tout cas comme il le souhaitait. Il ne rentre plus dans mon bureau à petits pas, la tête baissée et les traits tirés. Il lance un « Bonjour Docteur » tonitruant et nous discutons plus en avant. Je lui demande ce qu'il a retiré de l'expérience que nous venons de mener. Il me dit qu'il trouve ça très positif, la qualité de son sommeil est meilleure, il se sent plus joyeux lorsqu'il se réveille, il a plus d'énergie et s'occupe mieux de ses enfants. Et même, il a décidé, car il habite en pavillon, de construire une petite terrasse devant la maison pour pouvoir y déjeuner ou y dîner quand il fait beau. Plus un mot sur le changement. Que s'est-il passé ? La réalité, c'est que l'amélioration d'un ensemble de petites choses, amorcée cette fois-ci par l'activité physique, lui a permis de retrouver des sentiments différents : au lieu de tout changer pour améliorer sa vie, il améliore des petites choses pour pouvoir changer d'attitude vis-à-vis de sa vie dans son ensemble.

Ne croyez pas que tout ceci procède de mon imagination. Avant de proposer tout cela à Marc, j'avais lu un certain nombre d'articles médicaux sur le sport et l'activité.

La corrélation entre activité physique et bonheur

Le bonheur est un état émotionnel qui reflète des sentiments positifs et une satisfaction à l'égard de la vie qui, en tant qu'état pathologique ou sur le plan des essais cliniques, a été relativement négligé dans le domaine de la thérapeutique. Par contre, on trouve maintenant dans de nombreux journaux scientifiques des articles sur des essais cliniques ou des collections d'informations concernant le bonheur, ainsi que le sport.

Un article du docteur Balish[24] a permis de montrer que la participation sportive est positivement associée au bonheur. Pour étudier cet effet, ils ont choisi de tester trois objectifs :

1- Est-ce que l'adhésion sportive est associée au bonheur ?

2- Est-ce que cette relation est universelle ?

3- Que donne la comparaison entre l'adhésion à une activité sportive par rapport à d'autres activités de loisir ?

24. Shea M. Balish, Dan Conacher, Lori Dithurbide, "Sport and Recreation are associated with Happiness across Countries", *Research Quarterly for Exercise and Sport*, n° 87-4, 2016.

Cette étude a été menée auprès de plus de 67 000 personnes dans 48 pays différents avec des mesures de l'adhésion à différentes activités de loisir (par exemple la pratique régulière d'un sport) ainsi que des mesures de bonheur autodéclaré. Même en connaissant les variables qui sont par exemple que la santé perçue est bonne, alors que ce n'était pas l'objet de l'étude, ceux qui déclarent pratiquer une activité sportive ou s'intéresser aux loisirs étaient plus susceptibles de se déclarer heureux que ceux qui n'avaient ni pratique sportive, ni de loisir. La différence était extrêmement notable sur le plan statistique. Les études suivantes, en comparant les pays les uns après les autres, ont permis de montrer que l'association était quasiment universelle puisqu'on retrouvait cela dans la quasi-totalité des pays. Ils ont poursuivi l'expérience en essayant d'examiner cette association par rapport à la taille de la communauté, le sport individuel, le sport d'équipe et la participation à un exercice. Assez curieusement, dans une communauté qui compte entre 10 000 et 100 000 habitants, les gens sont plus susceptibles de participer à des sports d'équipe alors que résider dans une commune de moins de 10 000 habitants n'était pas associé à la pratique d'un sport d'équipe. Aucune conclusion définitive n'a été émise même si cela peut être lié à la taille de la communauté et aux équipements sportifs dont elle dispose. De même, ils ont constaté que dans une commune de moins de 10 000 résidents, la participation à un exercice était moins fréquente que dans les communes de plus de 10 000 résidents. Encore une fois, il ont fait un simple constat car il n'est pas impossible que cela dépende également des activités professionnelles ou de la vie économique des petites communes. Cela pourrait peut-être expliquer le fait que l'on voit de plus en plus souvent dans des villes de petite taille apparaître des parcours santé, pour répondre aux aspirations de tous les publics. C'est une mesure de santé publique qui me semble intéressante.

Une autre étude réalisée par le docteur Maria Rodrigues[25] s'est penchée sur la relation entre l'activité physique et la santé mentale, actuelle et future, des jeunes. Ce n'est pas un sujet nouveau puisqu'on a souvent étudié la relation entre l'activité physique et la santé mentale chez les enfants, mais son expérience était intéressante puisqu'elle a réalisé une étude systématique de l'ensemble des données d'observation concernant les enfants entre 2 et 18 ans sur de longues années. Les résultats sont assez étonnants parce qu'ils ont été analysés séparément pour les enfants et les adolescents. Chez les adolescents, les résultats étaient significatifs mais pas chez les enfants. Autant chez les adolescents, les activités physiques améliorent la santé mentale, autant il n'y a aucune preuve d'une amélioration quelconque en relation avec l'activité chez les enfants. Les

25. Maria Rodriguez-Ayllon, Cristina Cadenas-Sánchez, Fernando Estévez-López, Nicolas E. Muñoz, Jose Mora-Gonzalez, Jairo H. Migueles, Pablo Molina-García, Hanna Henriksson, Alejandra Mena-Molina , Vicente Martínez-Vizcaíno, Andrés Catena, Marie Löf, Kirk I. Erickson, David R. Lubans, Francisco B. Ortega, Irene Esteban-Cornejo, "Role of Physical Activity and Sedentary Behavior in the Mental Health of Preschoolers, Children and Adolescents: A Systematic Review and Meta-Analysis", *Sports Medicine*, n° 49-9, 2019.

auteurs n'ont pas conclu sur cette étude, et je me permets de le faire en disant que l'évolution de la vie rend la complexité des schémas psychologiques de plus en plus grande en avançant en âge. Il est probable que la perception et la signification de l'état de bien-être et donc de non-mal psychologique soient bien différentes à l'adolescence et pendant l'enfance. Cependant, on peut conclure que la promotion d'une activité physique et la diminution des comportements sédentaires protègent vraisemblablement la santé mentale des adolescents et peut-être des enfants, même si nous n'en avons pas la preuve à ce jour.

Nos amis allemands ont procédé à des expériences identiques car de nombreux ministères de la Jeunesse et de la Santé s'intéressent justement à l'impact de l'augmentation de l'activité physique pour promouvoir un état de bonne santé, ce qui participe à des objectifs de santé publique globale. Des études ont cherché une preuve causale entre la participation sportive et le bonheur autodéclaré. Leurs résultats sont sans équivoque : les personnes qui pratiquent du sport ont une perception du bonheur de vie plus élevée. Je ne vous détaille pas intégralement l'expérimentation[26].

Plus intéressant, il était démontré que la relation peut être représentée par une forme en U, c'est-à-dire qu'il y avait

---

26. Jane E. Ruseski, Brad R. Humphreys, Kirstin Hallman, Pamela Wicker, Christoph Breuer, "Sport Participation and Subjective Well-Being: Instrumental Variable Results from German Survey Data", *Journal of Physical Activity & Health*, n° 11-2, 2014.

une période de la vie où lorsque l'activité physique déclinait le bonheur était moins perçu, alors qu'il augmentait significativement plus on vieillissait, et surtout plus on augmentait la pratique sportive.

Quand on parle de sport, on pense à une activité physique soutenue et on s'imagine toujours quelqu'un en train de courir, de transpirer, de soulever des poids… Vous allez être étonné comme moi. Une de mes plus grandes surprises a été une étude espagnole[27] réalisée sur un échantillon de 1 632 personnes. Là, inutile d'imaginer avoir besoin d'un quelconque appareil ou bien de sortir et d'enfiler des baskets avant de tenter d'entreprendre un exercice pour être plus heureux. L'étude a conclu de la façon suivante : la participation passive à un sport telle que la fréquence de la participation à des événements sportifs, un ensemble d'autres formes de participation passive telles que regarder des sports à la télévision, écouter des programmes sportifs, lire des actualités sportives et parler aux autres des sports est très positivement associé au bonheur. Je n'irai pas jusqu'à dire qu'il faut lire *L'Équipe* tous les matins, mais au lieu de se moquer de ceux qui passent du temps à regarder sur leur télévision le rugby, le football et parfois même des sports qu'ils ne pratiquent jamais tels que le hockey ou le golf, on peut considérer également que cette forme d'activité participe au bonheur. On voit

27. Fernando Lera-López, Andrea Ollo-López, José Manuel Sánchez-Santos, "How Does Physical Activity Make you Feel Better? The Mediational Role of Perceived Health", *Applied Research in Quality of Life*, 2021.

et on se rend compte, par gradients successifs, de l'imprégnation que peuvent avoir des éléments tels que l'activité physique ou même l'activité physique passive par rapport à la possibilité d'atteindre le bonheur. Quand je parle en permanence de tout changer ou de cette réflexion de tout changer, c'est pour dire qu'avant de tout changer il faut peut-être se changer soi-même pour apprécier des éléments de vie pour lesquels on a moins d'appétit pour le moment.

J'ai continué avec délectation toutes ces lectures et j'ai même retrouvé également une relation positive entre la pratique du Pilates, que beaucoup de femmes apprécient, et le bonheur autodéclaré. De la même façon, dans un expérience[28], il s'agissait de vérifier l'incidence de la dépression chez des femmes âgées et la pratique du Pilates. Cette expérience a été réalisée sur 60 femmes âgées dans une ville du sud de l'Iran, et les participantes ont été réparties au hasard dans deux groupes : un groupe Pilates et un groupe de contrôle, chacun comportant 30 membres. Dans le groupe d'intervention, les femmes ont fait trois séances de Pilates par semaine pendant huit semaines, l'autre groupe ne pratiquant aucune activité sportive. Le niveau de bonheur des participantes a été mesuré à l'aide d'un indice qu'on appelle le Oxford Happiness Inventory et leur dépression a été mesurée avec un système d'appré-

28. Ali Ravari, Tayebeh Mirzaei, Rooholah Bahremand, Mohadeseh Raeisi, Zahra Kamiab, "The Effect of Pilates Exercise on the Happiness and Depression of Elderly Women: A Clinical Trial Study", *The Journal of Sport Medicine and Physical Fitness*, n° 61-1, 2021.

ciation statistique un mois, puis deux mois après l'intervention. La majorité des participantes étaient des femmes au foyer mariées avec une éducation primaire et une tranche d'âge supérieure à 62 ans. Les scores moyens des participantes à la fin des mois 1 et 2 dans des groupes d'intervention ont été mesurés et il en est ressorti que chez les femmes qui avaient pratiqué cette activité physique trois fois par semaine, l'indice de dépression était beaucoup plus faible et le niveau de bonheur beaucoup plus élevé. Je ne peux que constater la nature des résultats et l'interprétation de ces études. Cependant, j'ajoute à titre personnel qu'il ne faut pas écarter que le fait de sortir, d'avoir une activité extra-ménagère ou extra-ordinaire peut aussi être la raison de cette amélioration. Je n'en sais pas plus mais en tout cas, clairement, l'intervention de cette activité physique a participé au bien-être de cette population.

Ceci fonctionne à tous les âges, mais avec des niveaux différents. Ainsi les auteurs d'une étude asiatique[29] ont-ils recruté 2 345 adultes en bonne santé, en recueillant des caractéristiques démographiques, l'activité physique, la satisfaction de vivre et le bonheur des participants. Ils ont été divisés en groupes d'âge : adultes jeunes, âge moyen et plus âgés. Et l'activité physique a été classée selon qu'elle était élevée, modérée ou faible. Après contrôle,

29. Hsin-Yu An, Wei Chen, Cheng Wei Wang, Hui Fei Yang, Wan-Ting Huang, Fan de Sheng-Yu, "The Relationships between Physical Activity and Life Satisfaction and Happiness among Young, Middle-Aged, and Older Adults", *International Journal of Environmental Research and Public Health*, n° 17-13, 2020.

les participants qui avaient des niveaux d'activité élevé et modéré présentaient une satisfaction et un bonheur de vivre beaucoup plus élevés que ceux qui avaient un faible niveau d'activité dans l'ensemble de la population et les trois groupes d'âge.

Pour plaider en faveur de cette activité physique le plus tard possible, cela permettait de démontrer que la satisfaction de vivre et le bonheur augmentent significativement avec l'âge et l'activité physique.

C'est au terme de toutes ces lectures que j'ai compris qu'il fallait absolument insister sur la notion d'activité physique pour améliorer le niveau de bien-être et de bonheur des gens et c'est l'expérience de Marc qui m'a permis de chercher comment améliorer, sans médicament, un état semi-dépressif. Peut-être aurait-il pu réaliser son idée de tout changer, mais cela aurait aussi pu finir en désastre.

On ne peut pas se contenter de vanter l'activité physique simplement pour son effet sur le corps et sur la santé, et avaler sans négocier toutes les publicités sincères ou non pour la promouvoir sur ces seuls arguments. De même, il fallait pouvoir en démontrer l'impact sur le bien-être psychique en dehors des poncifs habituels. Toutes les récentes études nous le confirment. Il aura suffi de quelques petits changements chez Marc pour modifier son discours, son regard sur la vie et finalement peut-être tout changer… sans remettre en cause l'ensemble des paramètres de sa vie.

Mais la problématique reste : comment arriver à pratiquer cette activité physique, même si j'ai livré au lecteur quelques pistes, surtout si on n'en a pas l'habitude.

Comment reprendre une activité physique positive ?

Vous avez envie de faire du sport mais vous avez le sentiment que beaucoup de choses s'opposent à cela. Quand trouver le temps pour en faire ? Quel type d'activité pratiquer ? Comment trouver la motivation ? Mettez-vous dans la tête que vous avez constitué une mauvaise habitude et qu'il s'agit de la remplacer par une bonne habitude. La mauvaise habitude, et je n'emploie pas de terme péjoratif, c'est la facilité que vous avez eue de vous installer dans une forme de confort qui finalement ne vous est pas profitable. Se lever plus tôt pour avoir une activité physique ou accepter d'avoir une activité physique en rentrant du travail ne sont pas choses faciles. Cependant, la plupart du temps, pendant les week-ends dégagés des obligations professionnelles, et surtout de toutes les pensées qui vous occupent en temps normal, il vous arrive de pratiquer cette activité, mais vous ne l'avez pas installée comme une habitude. Or, pour bénéficier d'une activité physique, il faut admettre que la régularité est la clé.

Casser la mauvaise habitude...

Casser la mauvaise habitude ici consiste à se demander ce qui nous empêche d'avoir une activité physique, et à essayer de négativer ce qui nous semble être le frein pour en faire.

Je vous donne un exemple : je me lève trop tard le matin et je n'ai pas le temps, avant d'aller au travail, d'avoir une activité physique. La réponse serait : il faut se lever plus tôt même s'il s'agit d'un effort. Avoir une activité physique doit vous procurer la récompense d'être plus actif, probablement d'avoir une meilleure immunité, de vous sentir mieux dans votre corps et d'avoir une espèce de production de bonheur… que vous êtes justement en train de rechercher quand vous avez envie de changer beaucoup de choses.

De la même façon, quand vous dites qu'en rentrant tard le soir, vous n'arrivez pas à vous concentrer sur une activité physique, que vous avez trop de préoccupations dans la tête, que vous êtes pressé de vous mettre à table, il va falloir trouver le moyen de contourner cet obstacle. Vous pouvez très bien, par exemple, imaginer faire du sport simplement en rentrant à pied de votre travail ou, si vous habitez loin, en marchant avant de rentrer à la maison. Non seulement vous aurez fait une activité physique – car une activité physique ce n'est pas seulement transpirer et subir des crampes musculaires, mais c'est également faire bouger son corps – mais en plus vous aurez répondu à deux objectifs : vous aurez contracté votre activité physique avec votre retour du travail.

Cette mauvaise habitude, il faut essayer de la disséquer et de l'enlever. Chacun d'entre nous a une routine. Par exemple, le matin, cela peut consister à se lever, à aller dans la salle de bains, puis à s'habiller et à prendre un café. Tous ces gestes, assez répétitifs et systématiques, il va falloir les casser. Cependant, il faudra continuer à se conformer aux mêmes rituels, comme nous l'avons vu dans le premier chapitre de ce livre. Nous avions expliqué que la bonne habitude se forme sur une séquence qui consiste à avoir un signal, puis un désir, et ensuite un comportement et enfin la récompense.

Pour instaurer une bonne habitude

Si nous reprenons l'exemple du petit déjeuner, la bonne solution peut être, par exemple, dès que vous vous levez, d'enfiler un short, de mettre une paire de baskets, puis de se conditionner mentalement à se dire que l'exercice physique va vous permettre d'attendre un petit déjeuner que vous allez prendre avec appétit et avec plaisir. Ainsi vous aurez créé un signal (qui consiste à mettre les vêtements de sport), vous aurez conditionné votre pensée sur la récompense que vous en retirerez et vous allez entreprendre, c'est la troisième étape, un processus qui vous permettra une activité physique. Au début, ce processus sera peut-être simplement, une fois habillé, de descendre en bas de chez vous et de tourner autour du pâté de maisons à la vitesse de votre choix, en marchant lentement ou rapidement, en courant si vous le souhaitez, peu importe avant de remonter. Cette habitude va s'installer progressivement, ce qui veut dire que si, dans un premier temps, vous êtes juste capable de mettre vos vêtements avant de renoncer, ce n'est pas grave. Il faudra tous les matins insister pour s'habiller en tenue de sport avant de passer aux étapes suivantes.

Lorsque j'étais à l'hôpital et que je préparais l'internat, un de nos conférenciers nous avait expliqué quelque chose qui m'a été utile toute ma vie. Il m'avait d'abord demandé de contracter mes activités et dit, afin de travailler de façon plus performante, qu'il fallait que je trouve des solutions pour coupler différentes activités dans le même temps. Ainsi, de façon assez drôle, il nous avait proposé de nous mettre en tenue de sport et de courir jusqu'à l'hôpital, puis de rentrer à la maison de la même façon, ce qui nous permettait d'avoir une activité physique en même temps que notre trajet et renforçait notre capacité à la mémorisation. C'est aussi l'impact du sport. Par la suite, quand je devins écrivain, à chaque démarrage de livre, je restais un long moment devant ma feuille blanche et j'ai pris l'habitude de ne jamais sortir de la pièce où j'ai décidé d'écrire pendant un minimum de deux heures. C'est un exercice assez difficile car les premiers temps je reste deux heures à ne rien faire, puis au bout de quelque temps, je commence à écrire. Car le silence, l'ennui de cette pièce m'incitent finalement à entreprendre une activité, en l'occurrence l'écriture.

Voilà pourquoi il est très important dès le début de prendre des habitudes toutes simples pour arriver à l'objectif. En enfilant mes baskets et mon short tous les matins, il est possible que certains matins je ne puisse pas aller au bout de ma détermination et que je me retrouve, par la force de la mauvaise habitude, à aller dans la salle de bains, puis à prendre mon café. À force de répéter cet exercice qui consiste à mettre ses baskets et son short, je finirai à un moment donné par tenter de descendre pour faire une activité physique et le minimum que je ferai sera le mieux. Jusqu'au moment où je vais rentrer dans une espèce de cycle, que j'appelle le cycle vertueux, qui consiste à créer le point de départ pour arriver à la récompense. Vous allez voir quand vous prendrez votre petit déjeuner, vous ne serez pas dans le même état, mais beaucoup plus en forme, beaucoup plus présent intellectuellement, avec des désirs qui vont se reformer. Je pense même que votre vie professionnelle s'en ressentira, car vous travaillerez mieux.

Se récompenser de ses efforts physiques

On dit que le sport est une addiction, souvent on voit les joggers s'acharner à faire toujours plus de kilomètres. Ce n'est pas notre objectif ici, mais cette addiction s'est formée à partir d'une habitude qui aboutit à une récompense. En réalité, quand vous analysez le comportement de ces gens qui sont très actifs physiquement, ils opposent deux choses : la douleur de l'effort et la récompense du repos. C'est un peu la même chose que je vous demande de faire. Il y aura probablement une petite douleur à la reprise d'une activité physique, mais vous verrez qu'il y a une récompense à la fin de votre effort, surtout si elle se manifeste par une forme que vous aurez choisie à l'avance.

Beaucoup d'entre nous ont décidé de s'alimenter d'une façon que je qualifierai de très arithmétique. Ainsi certains n'aiment pas les tartines de pain-beurre-confiture et préfèrent prendre des petits déjeuners extrêmement diététiques pour le simple fait de maîtriser son corps et son alimentation. Par contre, quand vous allez faire du sport et que vous allez entreprendre ce que je vous demande de faire, alors à ce moment-là, il faudra vous récompenser par un petit déjeuner plaisir. Cette équation fonctionne à tous les coups, si vous commencez par avoir un signal afin d'arriver à une récompense, alors vous allez obtenir cette bonne habitude qui consiste à faire, en tout cas cette fois-ci, une activité physique.

J'ai pris cet exemple parce qu'il me semblait simple mais je peux l'appliquer également à la fin de l'après-midi quand vous rentrez du travail. Nous avons vu qu'il était possible de se débrouiller pour faire au minimum une partie de son trajet travail-domicile à pied. À environ 30 minutes de votre destination, il faudra entreprendre un geste qui deviendra un signal. Par exemple, je coupe mon téléphone et donc en coupant le téléphone, je ne serai pas dérangé, ce qui chez quelqu'un toujours en activité peut être un problème. Ou alors je branche des écouteurs dans mes oreilles et je mets une musique que j'apprécie. Ce sera le signal. Vous allez vous dire qu'en marchant, c'est ce qu'on appelle le désir, vous allez vous mettre en forme pour rentrer chez vous le soir. Ensuite, vous allez commencer votre exercice physique, une marche simple ou rapide. Quand vous allez arriver à votre domicile, il va falloir trouver la récompense. Pour certains, ce sera une boisson qui procure du plaisir. Pour d'autres, ce sera une douche bien tiède ou s'habiller dans une tenue confort. Mais ça doit fonctionner comme ça, vous devez partir d'un signal et arriver à une récompense.

Bien sûr, on connaît à peu près tous les efforts à produire pour aboutir et avoir à une activité physique correcte. Dans tous les livres que j'ai pu lire, on retrouve exactement les mêmes choses : s'obliger à monter les escaliers, quand vous travaillez dans une grande entreprise, marcher jusqu'au bureau de votre interlocuteur au lieu de passer un coup de téléphone, trouver un compagnon pour une marche, c'est un phénomène important. Essayez de trouver des itinéraires qui soient réjouissants, autrement dit, ne vous contentez pas de marcher en ligne droite vers votre destination, mais essayez de trouver l'environnement le plus agréable à regarder. Chacun d'entre nous a sa solution pour y arriver et les consignes que l'on donne ne s'adaptent pas forcément à vous, mais sont un indicateur pour vous aider à trouver une solution.

J'ai utilisé comme exemple la marche, mais je pourrais citer bien d'autres exemples. On pourrait également imaginer, si on n'arrive pas à sortir pour aller marcher le matin, de se décider à toujours mettre en place le signal. Cela signifie se mettre en tenue de sport, puis faire des exercices à la maison. Des exercices aussi simples que des accroupissements, quelques pompes, acheter une barre de traction éventuellement pour essayer de faire quelques exercices, prendre des haltères, mais s'engager à faire un minimum d'activité physique qui peut être de l'ordre de quelques minutes jusqu'à, vous le verrez, 20 minutes à une demi-heure, tellement vous allez profiter de ce moment.

De même, j'avais parlé un peu plus haut d'avoir chez soi un vélo d'appartement en cas de mauvais temps, de s'installer avec un livre ou une tablette et de procéder à une petite course personnelle, qui peut être rapide ou lente. L'intensité de l'exercice n'est pas importante dans ce que nous recherchons. Il ne s'agit pas d'accomplir une performance sportive, mais d'utiliser le sport quasiment comme un médicament.

Le cercle vertueux

Toutes les activités physiques ont de la valeur à condition que vous y trouviez de l'intérêt. La marche est un exercice simple, qui se pratique sans aucun appareil, mais on peut imaginer beaucoup d'autres choses. La participation à un sport collectif, l'inscription à un club où on rencontre d'autres personnes peuvent être également une source de motivation. L'idée principale consiste à dire que l'activité physique, au-delà de ses bienfaits en termes organiques, presque médicaux, est une activité qui va vous permettre de penser mieux, de vous sentir mieux, d'éprouver un sentiment de bonheur et de satisfaction plus intense.

Autant l'activité physique est positive, autant la sédentarité entraîne une forme de mélancolie et crée ce cercle vicieux que nous essayons de combattre : par exemple, se sentir mal dans sa peau ou mélancolique, s'abstenir de toute action physique, de tout exercice physique, ce qui contribue à augmenter la sédentarité, à faire ressasser de plus en plus d'idées négatives, lesdites idées négatives qui paralysent et empêchent d'avoir un exercice physique... Et c'est ainsi que se constitue ce cercle vicieux. Le cercle vertueux consiste à entreprendre une activité physique qui va en quelque sorte anesthésier votre pensée, diminuer l'importance des pensées négatives et qui, plus tard, vous permettra de stimuler votre activité physique parce que vous serez beaucoup plus concentré sur vous-même et non plus sur les pensées qui vous torturent. On s'est beaucoup trompé à essayer d'inciter la population à faire de l'exercice physique pour des objectifs de santé publique. En réalité, tous ceux qui ont travaillé récemment sur la notion de bonheur avaient beaucoup plus de chances d'être entendus, car le bonheur est un sentiment alors que faire de l'activité physique pour être en bonne santé, c'est une réflexion. Et c'est toute la différence ! De fait, lorsqu'une personne dans une famille entreprend une activité physique, elle a pour coutume, la plupart du temps, d'entraîner les autres membres de la famille. Donc en faisant cette activité physique, vous stimulez également vos proches.

J'ai présenté ma théorie à d'autres amis, qui au début se sont esclaffés, en me disant que l'on faisait du sport simplement parce qu'on aimait le sport et que ce n'était pas du tout ce que je pensais. Quelque temps plus tard, l'un d'entre eux est revenu me voir en me disant qu'il avait essayé ce que je lui avais dit, subissant d'ailleurs les moqueries de toute sa famille. Dès qu'il se levait le matin, il enfilait un jogging, mettait des baskets et des chaussettes car il imaginait qu'il allait faire du sport. Il m'a avoué que, les premiers temps, sa femme le trouvait ridicule car il partait directement prendre son petit déjeuner dans cette tenue avant de l'enlever et de mettre son costume pour aller travailler. Puis il m'a dit qu'entre les moqueries de sa femme et l'insistance qu'il avait mis à tester cette expérience, un jour il a décidé de sortir de chez lui et il s'est mis non pas à marcher mais à courir relativement rapidement. Les sensations qu'il a éprouvées lui ont semblé rafraîchissantes et il m'a dit qu'en prenant son petit déjeuner, il avait ressenti exactement ce que je lui avais expliqué. Depuis cette période, il fait de l'exercice physique régulièrement, il m'a dit qu'il ne le faisait pas tous les jours, mais tous les deux jours. Et pour la petite histoire, il m'a même proposé de l'accompagner…

Mais en dehors de l'activité physique, il faut penser à d'autres choses. Agir sur notre santé pourra également avoir un impact sur notre sensation de bonheur.

PRENDRE SOIN DE SA SANTÉ

Les programmes de promotion et prévention de la santé que développent les pouvoirs publics nécessitent une compréhension approfondie du contexte social dans lequel les jeunes s'engagent. Or, il semble que cela soit correctement fait. Les études montrent que les jeunes utilisent largement les réseaux sociaux pour échanger des expériences et recueillir des informations, notamment concernant la santé. Au cours de ce processus, c'est leur comportement d'achat qui est visé et qui est affecté par les soi-disant influenceurs.

Une étude[30] a été conduite pour étudier de manière quantitative 1 000 publications d'influenceurs sur Instagram et analyser des contenus des fils de communication extrême et de communication typique. Les résultats montrent que les influenceurs gagnent la confiance et l'amitié de leurs abonnés en concevant un contenu visuel basé essentiellement sur la forme du corps et en utilisant des techniques de communication ciblées. Ils identifient et définissent l'alimentation et l'exercice comme des facteurs à contrôler pour la perfection du corps. En consommant des

30. Katharina Pilgrim, Sabine Bohnet-Joschko, "Selling Health and Happiness : How Influencers Communicate on Instagram about Dieting and Exercise: Mixed Methods Research", *BMC Public Health*, n° 19-1, 2019.

compléments alimentaires et en portant des vêtements de sport de marque moulants, les influenceurs promettent donc une manière simplifiée d'optimiser l'apparence comme une clé du bonheur. La publicité directe et clandestine des produits spécifiques à l'industrie constitue l'objectif de la communication, et en même temps, les jeunes vont s'identifier aux rôles et aux idéaux démontrés par les influenceurs et leurs besoins sont satisfaits. Cela crée d'ailleurs une relation de dépendance entre les influenceurs et les *followers*.

La dynamique de la communication santé par les influenceurs sur les réseaux sociaux va devenir probablement plus importante dans les années à venir. Cela est largement dû à la demande ciblée de la part des utilisateurs (principalement mineurs) et à la forte attractivité du marketing d'influence des entreprises. Les influenceurs suggèrent une dépendance au bonheur, au bien-être, à la santé et à la beauté. Seuls ceux qui créent un corps façonné par le contrôle et la discipline sont sains et beaux et donc peuvent être heureux. À mon sens, ces effets extrêmement négatifs devraient conduire à agir afin de protéger et d'accompagner positivement les jeunes dans leur développement psychologique et physique. La santé n'est absolument pas ce qui est présenté sur les fils de communication des réseaux sociaux.

Bonheur et santé, une étroite relation

La recherche sur la relation entre le bonheur et la santé se développe rapidement, explorant la possibilité qu'une altération du bonheur ne soit pas seulement une conséquence d'une mauvaise santé, mais également un facteur potentiel de risque de maladie. Le bonheur englobe plusieurs concepts, notamment le bien-être affectif (sentiments de joie et de plaisir), le bien-être philosophique (conscience du sens et du but dans la vie) et le bien-être évaluatif (satisfaction de la vie). Le bonheur est généralement associé à une mortalité réduite dans les études observationnelles prospectives, même s'il existe quelques résultats discordants. Des associations avec la morbidité et le pronostic de la maladie ont également été identifiées pour un éventail limité de problèmes de santé.

Les mécanismes qui relient potentiellement le bonheur à la santé comprennent des facteurs liés au mode de vie, tels que l'activité physique et les choix alimentaires, et les processus biologiques, impliquant les voies neuroendocriniennes, inflammatoires et métaboliques. Cependant, l'un fonctionne en interaction avec l'autre ! On ne peut pas se sentir bien si on n'est pas en bonne santé, cela vous semblera à peu près évident. Voilà pourquoi je voulais y consacrer un chapitre particulier dans ce thème de « Tout changer pour se sentir mieux, pour être plus heureux ».

Le sommeil

Le sommeil fait partie des paramètres de santé les plus importants. C'est un sujet régulièrement traité aussi bien dans le monde de la science ou les magazines de bien-être en presse écrite ou audiovisuelle. On a dit et redit toutes les petites techniques qui peuvent favoriser une bonne qualité de sommeil. L'extinction des lumières et des écrans, une température de la chambre entre 19 et 20 °C, se coucher et se réveiller à la bonne heure et avoir un temps de sommeil suffisant. Le problème est que, en général, on aimerait bien répondre à toutes ces propositions, mais qu'il est très difficile de le faire.

La problématique est donc de parvenir à un sommeil de qualité sans rentrer dans les standards éternellement rabâchés et qui finalement sont quasiment impraticables. Il est vrai que le sommeil est un élément capital de notre santé, tant il joue un rôle crucial dans la stabilisation et l'intégration de la mémoire. Et on sait que la privation de sommeil conduit à des dommages sur notre façon de conserver, de consolider et de récupérer des souvenirs ou des schémas de pensée. Cela a même été vérifié scientifiquement puisqu'en radiologie, on a constaté qu'après avoir privé des gens de sommeil, se produisait une réorganisation à long terme des zones du cerveau dans lesquelles sont conservés les souvenirs. Pourtant, et c'est important, les conséquences de la perte de sommeil semblent se rétablir avec le temps. Cela fait tout de même relativiser les dommages causés en cas d'insomnie. De nombreuses études cliniques ont démontré que la restriction de sommeil, voire la perte du sommeil sur plusieurs journées, est liée à des risques élevés de troubles de l'humeur et de troubles cognitifs, c'est-à-dire de la mémoire en particulier et donc également de la capacité à synthétiser la pensée.

La lecture de nombreux articles sur le sujet n'a fait que me conforter dans le fait que le sommeil était quelque chose d'essentiel, que son altération entraînait des troubles de l'humeur et donc du bonheur. Cela favoriserait peut-être – favoriserait étant ici à prendre de manière ironique – les risques de démence, de maladies dégénératives, conséquences indirectes de la perte du plaisir de vivre en quelque sorte. En bref, tout le monde s'est concentré sur l'impact négatif de la privation de sommeil et très peu de gens sur l'intérêt ou les objectifs à mettre en place pour trouver un vrai bon sommeil. Ici je n'ai pas tenté de faire le distinguo entre le sommeil profond et le sommeil léger, bref entre tous les types de sommeil. Pourtant, j'ai appris avec étonnement qu'il existait des sommeils que l'on appelle biphasiques ou triphasiques. Le sommeil biphasique, par exemple, consiste à dormir deux fois de deux à quatre heures pendant la nuit et cette méthode est considérée comme le rythme le plus naturel du cycle de sommeil. Reconnaissons que ce n'est pas ce que l'on entend habituellement.

Un dormeur segmenté dort en général six à huit heures tous les jours. Dans ce cas, le sommeil de la nuit peut être couplé à la sieste, par exemple une nuit de sommeil de cinq à six heures combinée à une sieste de 90 minutes au début de l'après-midi est considérée comme étant plus favorable pour la santé que le sommeil monophasique. Et pourtant, nombreux sont ceux qui recommandent ce dernier. Pour certains scientifiques, il nous faudrait dormir entre cinq et sept heures d'affilée par nuit.

Et ce n'est pas fini, il existe même une forme de sommeil appelée triphasique qui consiste en trois longues siestes de 90 minutes. L'une d'entre elles doit être effectuée une à deux heures après la tombée de la nuit, une autre de 30 minutes à une heure avant le lever du jour et la dernière devrait se situer quelque part entre 13 heures et 16 heures. C'est en faisant de vraies recherches que j'ai découvert tout cela. J'ai trouvé beaucoup d'articles sérieux avec de vraies démonstrations scientifiques qui ont même montré qu'un sommeil trop court ou fragmenté était associé à une augmentation de la capacité à avoir un rhume.

Il se confirme donc bien de toutes parts que le sommeil est important, d'ailleurs nous y passons une grande partie de notre vie. Pour ma part, je n'élimine pas complètement les conseils qui nous ont été donnés, c'est-à-dire arriver dans une situation apaisante au moment du sommeil, ne pas être agité par des éléments de pensée ou bien des spectacles qui nous ont bouleversés. Il est exact également que dormir dans une pièce à la bonne température semble très efficace, car la baisse de la température de notre corps favorise l'endormissement. Mais on a beau donner tous ces conseils, les gens continuent à avoir des troubles du sommeil et utilisent avec facilité tous les médicaments qui sont proposés dans ce genre de situation. On oublie pourtant de souligner que le sommeil est associé aux rêves et que l'on pourrait distinguer le rêve inconscient et le rêve conscient. Le rêve inconscient bien sûr, ce sont toutes ces images que vous allez percevoir pendant le temps où vous allez dormir qui n'ont parfois pas beaucoup de sens, et qui ressemblent un peu à l'inconscient dont j'ai parlé précédemment. Le rêve conscient, c'est une façon de se propulser dans un nouvel univers qui peut sembler apaisant. C'est grâce à ce dernier qu'on pourrait peut-être beaucoup plus facilement améliorer le sommeil !

En premier lieu, il s'agit de ne pas faire une fixation sur tous les chiffres que l'on nous donne à propos du sommeil. Beaucoup de gens s'imaginent qu'il est absolument nécessaire de s'endormir à 11 heures du soir, ou un autre horaire, avant de dormir sept, huit ou neuf heures selon la personne considérée. Il suffit que cela ne se produise pas pour qu'une anxiété, voire une angoisse se créent, qui elles-mêmes vont introduire l'incapacité à retrouver un sommeil normal. On redoute l'heure du coucher, et on se prépare à une insomnie. En réalité, au travers de ce que j'ai lu sur le sujet, on se rend compte qu'il existe de très nombreuses variétés de sommeil, mais également de très nombreuses différences individuelles de sommeil. On connaît tous l'exemple de certaines personnes à qui trois-quatre heures de sommeil par nuit suffisent pour se sentir en forme, à l'inverse il existe de grands dormeurs qui ont besoin de dix heures tous les jours, faute de quoi ils ne se sentiront pas en bonne santé. Chacun de nous a donc son propre rythme. Chaque journée ou chaque endormissement sera différent. Voilà pourquoi il est tout à fait possible que, par moments, vous n'ayez pas un sommeil régulier identique à celui des jours précédents et cela n'a pas beaucoup d'importance. Il faut donc apprendre à se coucher quand on a sommeil, et non à un horaire précis.

Évidemment, la ritualisation du sommeil peut jouer un rôle comme une forme de conditionnement à la manière des habitudes que nous évoquons depuis le début de ce livre. Cependant, chaque journée ne se ressemble pas, donc chaque endormissement ne se ressemblera pas. Et il n'est pas grave de décaler un jour votre endormissement deux heures plus tard que votre heure habituelle. Par contre, il ne faudra pas se stresser à l'idée de ne pas s'endormir, car ce stress va vous envahir un peu à la façon des obsessions dont nous avons également déjà parlé dans le chapitre sur le psychisme, et va nuire à votre sommeil, la pensée totalement obsédante vous empêchant de dormir.

On connaît cette expérience assez amusante qui consiste à mettre des cachets de médicaments pour dormir dans des quartiers de pomme, à mettre les quartiers de pomme à sa disposition et se dire qu'on va en prendre trois qu'ils contiennent ou non le médicament, et il semblerait que le conditionnement introduit non pas par le cachet mais par le quartier de pomme permette aux gens de s'endormir. Eh bien, c'est à peu près la même chose, à supposer que vous n'arriviez pas à vous endormir, ce n'est pas grave. La technique consiste à se lever, à entreprendre une action qui ne soit pas suffisamment agressante comme prendre un livre, s'amuser à lire une dizaine de pages et au moment où vous allez sentir que le sommeil commence à vous gagner, à vous remettre au lit. De la même façon, un réveil matinal forcé est *a priori* contre-nature. Je sais bien sûr que nous avons tous des obligations professionnelles, mais ce n'est pas grave de changer un peu d'horaire de réveil, de ne pas s'obliger à se réveiller à la minute où le réveil va sonner et à se lever comme un ressort. Prenez le temps de vous étirer, de sortir du sommeil en douceur. Et même on peut imaginer se réveiller un peu plus tôt juste pour avoir la joie de prendre son temps avant d'entamer la journée.

Mais la part la plus importante du conseil que je voudrais vous donner consiste à mettre en place ce que j'appelle le rêve conscient. Il s'agit simplement, quand vous posez la tête sur l'oreiller, de vous concentrer sur quelque chose de très positif pour vous, quoi que ce soit. Il peut s'agir de rêver gagner au loto et d'imaginer tout ce qu'on pourrait faire de cette fortune, il peut s'agir de penser à une phase heureuse au moment des vacances, de s'imaginer sur un transat au bord d'une plage sous un parasol avec une température agréable, il peut s'agir de naviguer pour certains, ou encore pour d'autres d'un moment particulièrement jouissif sur le plan personnel amoureux. Il peut même s'agir de penser à des scènes sexuelles qui peuvent aider certains à se projeter dans un univers réjouissant pour eux. Les petites méthodes qui consistent à mettre des écouteurs pour entendre des bruits agréables ou des paroles psalmodiées ne sont pas à négliger non plus.

Quoi qu'il en soit, le sommeil est une composante du bonheur. Et il est important d'avoir à la fois le sien propre, d'avoir des techniques non brutales pour pouvoir y arriver, et ne pas s'obséder en permanence sur le temps, l'horaire. La literie joue aussi un rôle important dans le sommeil. La façon dont vous allez vous habiller, pour certains avec un pyjama, pour d'autres avec un slip, pour d'autres avec une chemise de nuit, pour d'autres encore tout nus, compte. Il semblerait que dormir nu sous les draps soit plus efficace pour un bon sommeil que dormir habillé. Encore une fois, chacun d'entre nous doit trouver sa méthode. D'autres auteurs suggèrent également que la position dans le sommeil est extrêmement importante. On recommande la plupart du temps de privilégier le côté gauche au côté droit. Pour moi, je pense que chacun d'entre nous a une position que je qualifierais d'heureuse. C'est encore à vous de déterminer la meilleure, celle où vous trouverez le plus facilement ou le mieux l'endormissement. Pour certains ce sera à gauche comme c'est conseillé, pour d'autres ce sera autrement.

Veillez également à la nature de votre literie, au glissement des draps, au bruit qu'ils vont faire, voire à leur couleur

– certaines peuvent exciter, d'autres au contraire apaiser. Bien sûr, les oreillers sont également très importants, la position de la tête doit être suffisamment inclinée pour trouver le sommeil ou bien ne doit pas être inclinée pour certains car il semblerait que plus basse soit la tête, plus le flux sanguin serait régulier. En bref, apprenez à individualiser votre sommeil, n'essayez pas de le faire rentrer absolument dans un schéma traditionnel. Nous sommes tous différents et notre sommeil également.

Je n'ai pas oublié la relation chimique et le bonheur. Nous avons parlé à plusieurs reprises de la sérotonine car elle joue plusieurs rôles dans le corps humain. Elle joue sur l'apprentissage, la mémoire, le bonheur et la récompense, mais elle influence également les processus physiologiques comme la régulation du sommeil, du comportement et de l'appétit. On voit bien ici que tout est lié, ce qui veut dire qu'autant la sérotonine peut jouer sur la qualité du sommeil, autant elle est impliquée dans la notion de bonheur, et même en ce qui concerne ma spécialité dans les comportements alimentaires. Nous avons d'ailleurs vu dans le chapitre sur la nutrition, l'influence de l'alimentation sur le sommeil.

La prévention, clé d'une bonne santé

La prévention est vraiment loin d'être une mode. Les progrès de la science et notamment des examens sanguins ainsi que l'importante évolution de l'imagerie médicale permettent désormais d'anticiper les maladies et donc de faire des diagnostics de plus en plus précoces qui résultent évidemment dans des traitements de plus en plus préventifs. C'est pour cela qu'aujourd'hui nous nous dirigeons vers la prévention, autant pour dépister que pour donner des conseils de vie.

Vous avez peut-être remarqué que, lorsque la victime d'une maladie est une personnalité publique, et donc médiatisée, nous avons régulièrement droit à des commentaires sur l'importance de la santé. On insiste sur le fait que nous avons beaucoup de chance d'être en bonne santé et on nous invite à ne pas l'oublier. D'ailleurs, c'est bien ce que nous nous souhaitons à chaque réveillon, une bonne année et une bonne santé, mais nous avons tendance à l'oublier régulièrement. Dernièrement, l'exemple de Bernard Tapie a été assez instructif, il disait quelque chose de très frappant. Il parlait de cette voix devenue cassée, qu'il avait peine à émettre, et il expliquait comment il avait réalisé, à cette occasion, à quel point jusqu'à présent sa voix était quelque chose de naturel dont il n'avait pas pris conscience. En la perdant, il en avait réalisé le côté quasiment magique. Jouir d'une voix normale avec la possibilité de s'exprimer à sa guise était quelque chose de plutôt extraordinaire dont il n'avait pas mesuré l'importance jusque-là. Or, être en bonne santé ne signifie ni ne rien ressentir, ni ne pas avoir de symptômes, ni même d'avoir guéri d'un certain nombre de maladies. C'est aussi de ne pas avoir d'éléments à risque, c'est la raison de la prévention.

La bonne santé passe surtout aujourd'hui par une bonne pratique de prévention pour pister, avant qu'elles n'apparaissent, les maladies susceptibles de nous rendre plus faibles, moins performants, et par conséquent moins heureux. Vous n'imaginez pas le nombre de petits maux qui peuvent vous arriver et qui sont susceptibles de vous détraquer, sans que vous vous en rendiez compte. Ce sont des choses facilement curables, qui peuvent considérablement gêner, depuis le mal de dents en passant par les maladies de la peau ou les troubles digestifs. C'est en général le rôle du médecin de les dépister, voilà pourquoi sans devenir totalement obsessionnel à propos de la notion de maladie, il est fondamental de temps en temps d'opérer des exercices de prévention. Cependant, les médecins ont de moins en moins le temps de procéder à des examens complets, et il est très simple de s'en occuper soi-même à condition d'y prêter attention. D'ailleurs, je regrette que la prévention telle qu'elle est proposée par les pouvoirs publics présente un côté excessivement stressant. Vous recevez en général une enveloppe avec inscrit « Prévention du cancer de l'intestin », « Prévention du cancer du sein » pour prendre ces deux exemples. L'évocation de ces mots a un côté si négatif qu'une partie des gens se contentent de mettre leur enveloppe à la poubelle, non parce qu'ils n'ont pas envie de le faire mais par peur qu'on leur trouve une maladie qui les effraie. On redoute d'ailleurs plus ce que l'on ne connaît pas que ce que l'on connaît, aussi m'est-il souvent arrivé dans ma carrière de voir des patients, terrorisés à l'idée d'avoir ce type de maladie, devenir totalement résilients une fois le diagnostic est confirmé.

Voici quelques façons de pratiquer cette prévention soi-même. Il n'y a rien d'obsessionnel en cela, à condition de ne pas le répéter de façon excessive : une fois par mois peut suffire largement. Croyez-moi, c'est quelque chose d'important.

La première tâche consiste à s'observer dans un miroir nu. Vérifier la couleur de sa peau permet de voir s'il y a une pâleur, les rougeurs sont des signes que vous pourrez signaler à votre médecin pour vérifier s'il s'agit d'un état pathologique ou non. La pâleur peut signifier une anémie, qui pourrait être quelque chose d'aussi simple qu'une petite carence en fer d'origine alimentaire beaucoup plus facile à régler dès que l'on s'en aperçoit au lieu d'attendre trop longtemps. La rougeur est un signe d'appel la plupart du temps, surtout si elle n'existait pas auparavant et peut permettre de faire un diagnostic pas nécessairement grave avant l'arrivée de la vraie maladie.

La palpation du corps à la recherche d'un ganglion, d'une masse est le second exercice. Le faire soi-même offre plus de garanties que dans un cabinet médical, car nous sommes censés mieux connaître notre propre corps. C'est la raison pour laquelle on demande aux femmes de se palper régulièrement les seins à la recherche d'une éventuelle masse. Au médecin ensuite de vérifier la nature de celle-ci et de conduire le reste des opérations. Hommes ou femmes doivent le faire, car il existe également des cancers du sein chez les hommes. Au moment de la toilette du matin, c'est un exercice facile et simple qui demande peu de temps. J'ai en mémoire le nombre de goitres découverts par les patients eux-mêmes quand ils se rendent compte d'un épaississement de la peau au niveau du cou. C'est parfois le premier signe d'une maladie de la thyroïde qui n'entraînera aucun symptôme si on la diagnostique très vite. Pourquoi attendre de grossir, de maigrir, d'avoir un rythme cardiaque accéléré alors qu'en se caressant le cou simplement avec la main et en appréciant l'épaisseur de la peau, on peut vérifier tout seul. J'ai cité là quelques exemples, mais juste en se savonnant on peut se rendre compte de beaucoup de choses concernant notre corps. Quand j'étais étudiant, à une autre période de la médecine, on nous apprenait à démarrer depuis la pointe des pieds jusqu'au crâne pour examiner le patient. Cette méthode est rarement pratiquée bien qu'elle présente l'avantage d'être simple et logique. Vous seriez surpris de voir le nombre de petits diagnostics qui ont été posés avec cette méthode depuis la mycose d'un orteil en passant par une varice derrière le genou, en recherchant une hernie au niveau de l'aine… Rien de bien grave en réalité, mais tellement facile à guérir quand on s'en rend compte. Une simple douleur provoquée par une varice peut vous pourrir la vie tant qu'elle n'est pas diagnostiquée.

La prévention, ça passe également par les examens biologiques. Évidemment, il ne faut pas les répéter en permanence, ce qui deviendrait un nouveau problème et rejoindrait le rang de l'obsession. Mais une prise de sang annuelle est tout à fait raisonnable à condition qu'elle soit complète. Encore une fois, on retarde souvent le temps de la faire et on attend trop longtemps avant de découvrir un excès de cholestérol qui, avant de provoquer des maladies graves, peut également entraîner des fatigues importantes… On peut comprendre pourquoi on boit beaucoup et on maigrit alors qu'il ne s'agit que d'une maladie, en l'occurrence le diabète à son début. On peut dépister un déficit en vitamine D dont on a vu combien elle était importante pour l'humeur…

Hygiène de vie, hygiène d'esprit

La santé passe également par l'hygiène. L'hygiène fait l'objet, à l'heure actuelle, d'un débat incroyable, quasiment schizophrénique. Vous avez d'un côté une partie des dermatologues qui vous disent qu'il ne faut pas se laver tous les jours pour protéger le film lipidique à la surface de la peau, et d'autres, beaucoup plus hygiénistes, qui déclarent qu'il faut absolument se laver régulièrement pour éliminer la présence de bactéries à la surface du corps. La vérité se situe entre les deux, car si vous avez un travail actif, si vous êtes très fréquemment à l'extérieur, il est vraisemblable que vous soyez exposé à un environnement qui nécessite de se laver une fois par jour.

En dehors du côté agréable, prendre une douche ou un bain régulièrement devient un acte de santé. En plus, c'est le moment idéal, nous l'avons vu, pour assurer le dépistage dont on parlait plus haut. Tous les savons conviennent, car leur première fonction est d'être antiseptique. Pour ma part, je privilégie les savons sous forme de gels, surtout ceux qui ont une composante huileuse. Cela permet en même temps qu'on hydrate la peau, de la graisser légèrement, pour éviter qu'elle se flétrisse tout en conservant un rôle antiseptique. J'ajoute que sur la recommandation d'experts en bien-être, il semble que prendre un bain soit plus positif que prendre des douches. Pardon pour les écologistes, ça ne signifie pas nécessairement tous les jours. On peut simplement alterner. Prendre un bain, c'est une façon de s'immerger dans un liquide, qui rappelle le temps où nous étions fœtus dans le corps de notre mère, cela exerce un effet apaisant. Une petite étude de comportement il y a quelques années a mis en évidence que les gens qui prenaient un bain le matin avaient une meilleure énergie tout au long de la journée et se sentaient plus positifs. Bien sûr, on ne peut pas le faire aussi régulièrement qu'on ne le souhaiterait, mais il faut s'en souvenir. Et pourquoi ne pas s'en inspirer juste le week-end ?

Sur la douche, tout le monde a son opinion. Prendre son temps ou aller vite ? Sans parler de température. Beaucoup disent que la douche doit être prise froide pour se réveiller et chaude pour se détendre. Quand vous prenez une douche froide, en réalité vous abaissez la température centrale du corps, vous êtes probablement plus apaisé et plus endormi. Quand vous prenez une douche chaude, à l'inverse vous augmentez la température du corps, fatalement vous vous trouvez plus réveillé. La température de la douche correspond à la personnalité des individus. La douche froide est l'apanage des guerriers, la douche chaude affaire d'hédonistes. En réalité, cela dépendra de l'humeur du moment. Sa fonction essentielle reste quand même de se laver. Le temps pendant lequel on se douche déterminera également votre indice de relaxation. Car, un peu comme l'examen du corps, prendre du temps pour soi est une façon de se mettre dans un état de bien-être.

Votre grand ennemi en termes d'hygiène, ce sont les poils, car ils servent souvent de support à des bactéries, qui trouvent là un milieu idéal pour se développer entre la sueur et l'absence d'aération. C'est en quelque sorte leur nid. Ainsi une attention particulière doit être apportée au lavage des cheveux, des poils pubiens et des poils situés au niveau des aisselles. En effet, c'est sur ces zones, la plupart du temps, que les infections trouvent un point de départ, et à supposer même que vous n'ayez pas la possibilité de prendre aussi régulièrement que prévu une douche ou un bain, *a minima* il est important de s'assurer d'une bonne hygiène au niveau de ces différentes localisations. Autant les savons gras sont utiles pour la peau, comme je l'ai dit précédemment, autant sur ces zones ce qui compte le plus c'est un savon antiseptique. On en trouve surtout en pharmacie qui donnent plus de garanties que les savons à la mode ou bien les fameux savons de Marseille qui présentent l'inconvénient d'être légèrement irritants.

Terminons bien sûr par l'hygiène buccale., Peu de gens se soucient de savoir que des abcès au niveau des gencives peuvent très bien se transformer en maladies cardiaques quand la bactérie se dépose sur une valve. Le lavage des dents se fait normalement matin et soir, parfois plus pour certains s'ils sont dans des métiers qui nécessitent de manger ou goûter comme c'est le cas dans les métiers de bouche.

Le brossage des dents n'est pas simplement une opération qui consiste à mettre une pâte dentifrice et à l'appliquer sur les dents. Il existe des techniques pour se brosser correctement les dents. C'est la même chose qu'avec un balai, il faut partir du haut vers le bas ou du bas vers le haut selon la zone de la gencive dont on s'occupe, de façon à éliminer les résidus de nourriture. Les brosses à dents électriques sont relativement intéressantes. Le dentiste est le plus à même de vous conseiller. Quant à la pâte dentifrice, ne croyez pas le marketing, choisissez celle qui est vendue dans un circuit autorisé et qui semble être la plus agréable pour vous.

Il est également utile de se brosser la langue. Contrairement à une idée reçue, la langue peut être un réservoir de microbes ou de champignons qui passe inaperçus avant de déclencher des symptômes. Il ne s'agit pas de la frotter jusqu'à l'irriter, mais de passer délicatement la pâte dentifrice de temps en temps dessus, et dessous pour compléter votre hygiène buccale.

N'oubliez jamais que tous ces gestes ne doivent pas être perçus comme un effort, mais devenir une routine. L'objectif étant de vous sentir en bonne santé car non seulement vous en profitez pour accomplir des gestes de prévention, mais vous vous assurez également d'une bonne hygiène qui vous protège d'un certain nombre de maladies. Comme dans tout cet ouvrage, on cherche à s'assurer le meilleur des bien-être, en changeant des petites choses qui sembleront pour certaines évidentes, que l'on connaît généralement mais que souvent on peut également oublier. S'occuper soi-même de son corps participe à une bonne santé intellectuelle et psychologique. C'est le dogme de vie d'une partie des Grecs « un corps sain dans un esprit sain ». J'ajouterais « dont on s'occupe soi-même ».

La vue et l'ouïe

La perception auditive et la perception visuelle sont deux sens dont nous ne nous rendons pas compte du côté extraordinaire, avant, parfois, d'en être malheureusement privé. Arriver par ce simple petit organe qu'est l'œil à concevoir dans son cerveau une image reste est un des miracles de la nature. De la même façon, pouvoir communiquer et entreprendre des relations avec autrui simplement par l'audition est un mystère tout aussi étonnant. On imagine l'audition comme la vision sous la forme de deux organes, alors que les systèmes sont en réalité beaucoup plus complexes et mettent en jeu les fonctions cérébrales, l'environnement, la circulation électrique des neurones, ainsi que le monde extérieur évidemment. Les plus récentes études concernant la maladie d'Alzheimer ont montré que l'on pouvait améliorer certaines formes de la maladie lorsqu'on découvrait que la vision et l'audition étaient altérées. Si on passait à côté de cette altération, la maladie d'Alzheimer se développait beaucoup plus rapidement car la relation entre l'individu et le monde extérieur n'était pas la même et diminuait les capacités du cerveau à fonctionner harmonieusement. Lorsqu'on traitait le problème, s'il y en avait un, on observait une amélioration des fonctions cognitives et une meilleure participation de la personne atteinte, ce qui retardait l'évolution de la maladie.

Sans prendre cet exemple qui est plutôt lié à la maladie, on peut remarquer qu'une bonne vision et une bonne audition permettent d'être beaucoup plus en contact avec l'extérieur et nous connaissons l'importance du lien social dans l'état de bien-être. L'audition est quelque chose d'assez pervers, car beaucoup de gens ayant des problèmes d'audition sans s'en rendre compte traitent le sujet simplement en augmentant le son de l'appareil qu'ils écoutent. Il y a un moyen très simple de savoir si ça fonctionne ou non, c'est de vérifier l'intensité du son que vous êtes obligé d'utiliser pour bien entendre par rapport à une personne plus jeune, par exemple, ou qui n'a pas de problème d'audition. Si vous vous rendez compte que cette intensité est supérieure, alors vous avez intérêt à aller passer un audiogramme pour vérifier l'état de vos tympans. Mal entendre, c'est aussi la possibilité de mal comprendre, ou d'échapper à certains mots ou à certains développements, ce qui nuit à la relation avec l'autre.

Il en est de même pour les yeux. L'intensité de l'effort que certains produisent pour améliorer leur vision quand il y a un déficit entraîne un état de fatigue à peine perceptible qui est nuisible au bien-être. Les clignements des yeux, les orientations de la tête et pour certains l'achat des lunettes loupe dans les pharmacies sont un signe. On passe son temps à amener les enfants chez l'ophtalmo pour vérifier leur vision. Mais très peu de gens se soucient de leur propre vision, avant d'avoir de vrais signes identifiables. Vite traitée, on peut ralentir l'évolution d'une myopie par exemple. En faisant un fond d'œil, l'ophtalmo pourra vérifier le bon fonctionnement des petites artères que vous ne voyez pas et qui indiquent parfois un début de maladie avant que les symptômes n'apparaissent. La vie de tous les jours est tellement absorbante que, finalement, on s'occupe plus du bon état de sa voiture que de soi-même. Et pourtant, même si ce ne sont que de petites choses, elles sont tellement utiles pour bien vivre et de tout petits changements apportent parfois de grandes améliorations. Voilà pourquoi il est important de se protéger des altérations de la vue et de l'audition, en acceptant de faire des vérifications régulières.

Pour la vue, il est inutile de faire le malin, en pensant par exemple qu'il ne faut pas de lunettes de soleil ou que n'importe quelles lunettes peuvent faire l'affaire. En effet, les lunettes sont en quelque sorte un filtre, qui permet d'échapper à l'agressivité de certains rayons UV et donc protègent la membrane oculaire. De même, l'intensité du soleil peut nuire à la santé de l'œil, d'où l'intérêt d'utiliser des lunettes de soleil quand vous allez dans des zones à exposition très forte.

Pour les oreilles, on voit certaines personnes s'acharner avec des petits bâtonnets pour nettoyer l'intérieur de leur oreille en allant jusqu'au fond. C'est une vraie erreur, autant on peut éliminer la cire qui est à l'extérieur de l'oreille, légèrement à l'intérieur, c'est-à-dire sur la zone externe, autant il faut au maximum éviter d'irriter les tympans, et laisser faire de temps en temps un ORL en cas de difficulté à éliminer la cire. Le tympan est un outil extrêmement fragile qu'il faut protéger. Arrêtez donc d'agiter frénétiquement ces petits bâtons qui vous menacent plus qu'autre chose.

Le rôle clé de l'intestin

L'intestin est vraiment un organe clé dans la gestion de la santé. Ce n'est que très récemment que l'on s'est rendu compte de son véritable rôle. Pendant longtemps, on l'a considéré uniquement comme l'organe digestif de l'absorption et de l'élimination des aliments. Depuis quelques années, c'est l'un des sujets les plus étudiés en médecine et on n'arrête pas de retrouver des relations entre un grand nombre de maladies et son fonctionnement.

Comme il y a eu la mode du gluten, du sans lactose et autres, il y a aujourd'hui la folie des probiotiques. Il y a une vérité là-dessous, mais la vente des gélules proposées en pharmacie ou ailleurs n'a pas beaucoup de sens car en l'absence de véritables connaissances scientifiques, les effets sont totalement aléatoires. Il s'agit là de prescriptions empiriques, sans savoir vraiment ce que l'on fait. Dans le futur en revanche, il est vraisemblable qu'à chaque maladie correspondra un type de probiotique. Mais ce n'est pas le cas pour le moment. On peut en prendre mais les résultats ne sont pas garantis, même si l'effet placebo fonctionne plus encore sur l'intestin que sur les autres organes parce qu'il est fortement énervé et donc très réceptif aux émotions.

L'intestin est également l'organe le plus important en termes d'immunité à cause de sa taille. Maintenir en bon état la muqueuse intestinale et éviter les inflammations permet de bien vivre. Aussi est-il parfois nécessaire de mettre en place quelques petits changements.

L'appareil digestif comprend plusieurs organes essentiels, chacun ayant une fonction bien précise afin de permettre à l'aliment d'être transformé puis assimilé en nutriments pour apporter tous les bienfaits nécessaires à l'organisme. Et cette machine ne supporte aucun dérèglement.

La première étape intervient au niveau de la bouche. Les dents et les glandes salivaires nous servent à mastiquer les aliments, les broyer, les déglutir sous l'action de la langue, du palais et du pharynx et à les dégrader chimiquement grâce aux sécrétions salivaires. Puis les aliments sont propulsés vers l'œsophage où ils descendent grâce aux contractions, en quelques secondes à peine, pour arriver dans l'estomac. La poche gastrique est capable d'accueillir environ un volume d'un litre et demi et va servir de réservoir. C'est sous l'action d'acide chlorhydrique et d'enzymes que sont détruites la plupart des bactéries. Il s'écoule deux heures dans l'estomac afin de malaxer et dégrader chimiquement les aliments pour les transformer en un liquide. Alors que l'eau va sortir très rapidement de l'estomac, il faudra plus de temps pour les autres nutriments, et encore beaucoup plus de temps pour les graisses. Une fois le mélange évacué dans le duodénum, les nutriments vont passer progressivement dans le sang par un phénomène d'absorption afin d'être distribués à tous les organes vitaux. Une fois de plus, il faut environ deux heures au duodénum pour remplir sa fonction. Le foie va jouer le rôle de déchetterie du corps. Il va stocker les nutriments qui lui sont apportés, puis les transformer en toutes petites molécules. Le foie va dégrader également les substances toxiques comme l'alcool ou les drogues, sécréter la bile, elle-même stockée dans la vésicule biliaire. Un autre organe, le pancréas, sécrète les enzymes qui vont se déverser dans l'intestin grêle et qui vont participer à la digestion pour modifier l'acidité du contenu des aliments et leur permettre de passer dans le sang.

La dernière étape, c'est le colon ou le gros intestin, car tout ce qui n'a pas été transformé ou assimilé, en principe les fibres, finit sa route ici. Cet organe mesure un mètre cinquante et finalise tout le processus qui dure en réalité 15 à 16 heures. L'eau étant réabsorbée de toutes les matières stockées, il va rejeter le reste sous forme de matières fécales. Le tube digestif mesure environ six mètres et il a une superficie d'environ 200 mètres carrés. Vous imaginez bien que c'est beaucoup plus que l'ensemble des organes de l'organisme. Voilà l'intérêt de s'en occuper particulièrement.

Assurer une bonne digestion est donc un élément fondamental. La bonne santé de notre intestin détermine en partie notre bonne humeur générale, car il suffit que l'un de ces organes se grippe pour entraîner des douleurs ou des désagréments sur lesquels nous allons en général nous focaliser pour des raisons que l'on dit beaucoup psychanalytiques. En effet, le tube digestif est en quelque sorte le reflet de nos émotions car il est innervé et toutes les stimulations positives ou négatives finissent par se transmettre sur les parois de l'intestin. À l'inverse, si le tube digestif fonctionne moins bien, l'influx nerveux peut entraîner des émotions plutôt négatives ou désagréables. Aussi pour le protéger et assurer une digestion de bonne qualité, quelques petites consignes sont assez intéressantes :

– Prendre le temps de mastiquer, car cela permet aux papilles de ressentir les goûts et d'envoyer un signal au cerveau et cela ralentit aussi l'arrivée dans l'estomac pendant que le circuit hormonal se met en route et permet une digestion douce et harmonieuse.

– Éviter d'avaler des morceaux tout ronds, ou trop gros, car cela risque de provoquer la fermeture du muscle qui relie l'estomac au duodénum qu'on appelle le pylore chargé de faciliter le passage des aliments entre chaque organe. L'estomac prendra alors plus de temps à faire son travail, il y aura plus de sucs gastriques et, pour vous, c'est le risque de sensation de brûlure.

– Il faut prendre du temps à table, ce qui n'est pas facile car on essaie en général d'accélérer le rythme du repas et de l'adapter à la vie moderne. Surtout, il s'agit d'habitudes qui ont été prises de considérer le repas simplement comme un nourrissage, alors que c'est un acte fondamental qui doit comporter une partie plaisir et donc nécessite d'être apprécié. Pour réussir à passer du temps à table, l'idéal, que ce soit en milieu collectif ou à la maison, est de se caler sur une personne qui mange lentement et de compter le nombre de mastications. Il en faut au minimum cinq. Arrêtez-vous une minute au milieu de chaque plat si vous le pouvez et, dans la mesure du possible, essayez de prendre vos repas assis, évidemment sans regarder la télévision.

On banalise souvent ces conseils, mais ils sont vraiment très importants. Les désagréments qui peuvent survenir à l'occasion d'une mauvaise digestion sont nombreux. La digestion est un processus naturel et relativement bien rodé, mais la machine peut parfois se gripper, ce qui va provoquer ce qu'on appelle des maux de ventre.

Les brûlures, les renvois d'acide, les remontées gastriques sont des symptômes qui concernent près d'un Français sur trois. Il s'agit assez souvent de ce qu'on appelle le reflux gastro-œsophagien qui est lié à un mauvais fonctionnement du sphincter inférieur de l'œsophage, une espèce de petit clapet qui empêche que le contenu de l'estomac ne remonte dans l'œsophage. S'il joue mal son rôle, notamment en cas d'excès de poids ou de production excessive de sucs gastriques, une partie du contenu va remonter. Je ne compte même plus le nombre de fois où l'on me questionne pour connaître la nature des aliments ou la façon de faire afin d'éviter ce type de soucis.

Pour éviter ce genre de désagrément, mon conseil c'est de laisser au moins trois heures entre le dîner et le coucher et de ne pas faire de repas trop riches ni trop alcoolisés le soir. Il vaut mieux éviter les aliments épicés et acides, les vinaigrettes, les tomates, les agrumes et les oignons qui sont réputés mal tolérés. Un petit truc également, il suffit de remonter la tête de votre lit ou votre oreiller de dix à quinze centimètres pour obtenir un effet positif. À un stade supérieur, il est indispensable de consulter un médecin pour prendre un pansement digestif ou les médicaments classiques anti-acides.

Une digestion difficile, une sensation d'estomac lourd peuvent également survenir. Cela se traduit par une sensation de pesanteur dans le ventre, des tiraillements, des douleurs pendant ou après les repas qui sont le signe d'une digestion lente ou difficile, ou bien qui s'opère mal. Souvent, il s'agit de mauvaises habitudes alimentaires, mais en général cela est dû à des repas trop riches, parfois une consommation de boissons gazeuses trop fréquente qui gêne la vidange de l'estomac. Le conseil évident bien sûr, s'il n'y a pas de maladie, c'est de limiter des aliments gras, le café, l'alcool, les sodas ou les boissons gazeuses en excès. Il ne s'agit pas de tout éliminer, mais de le gérer. Parfois, par souci d'efficacité, il m'arrive de prescrire des médicaments contre les spasmes, qui ne posent pas beaucoup de problèmes et qui résolvent très simplement, la plupart du temps, ce genre de situation.

Les ballonnements et les flatulences peuvent également être source de désagrément Quand les gaz s'accumulent dans les intestins, l'abdomen est gonflé. Ce qui est au départ inconfortable devient une douleur. Ce symptôme fréquent, quand il n'y a pas de maladie toujours, est la conséquence de repas pris trop rapidement car une trop grande quantité d'air est déglutie lors de l'ingestion. Mais il peut aussi être causé par des aliments susceptibles de fermenter comme le chou, les féculents, le lait. Les femmes enceintes y sont souvent sujettes parce que les muscles du système digestif se relâchent et que le fœtus en grandissant comprime l'estomac. Pour éviter cela, une nouvelle fois, il s'agit de manger lentement, de fractionner les repas et cette fois-ci d'ajouter une ou deux collations en évitant de mâcher du chewing-gum, toujours pour ne pas absorber d'air. Lorsque ce symptôme est trop fréquent, on essaie de limiter les aliments qui contiennent des fibres, comme les crudités et les fruits. Le fructose, quand il est mal absorbé, est souvent responsable des excès de gaz. La position pendant le repas est également importante. Le trajet des aliments nécessite pour une meilleure efficacité une posture rectiligne. Se pencher sur un livre pendant que l'on mange, se tortiller dans tous les sens, favorise les troubles de la digestion de façon mécanique. Il faut essayer de manger le dos droit et même idéalement adossé à son siège. De même, manger en marchant combine deux actions différentes et une dépense d'énergie différente qui nuira à la digestion. En réalité, l'acte de manger doit être un acte isolé pour en profiter pleinement et éviter tous les désagréments potentiels.

Les nausées et les vomissements sont généralement soit digestifs, soit le symptôme d'une maladie. Ils peuvent se produire également lors d'une intoxication alimentaire, d'un virus ou d'un trop-plein alimentaire. L'estomac, trop sollicité, va expulser alors son contenu *via* l'œsophage, puis la bouche. Dans ce genre de situation, il est toujours préférable de consulter son médecin.

Les diarrhées peuvent arriver de temps en temps. Elles sont provoquées par un passage trop rapide du contenu de l'appareil digestif dans l'intestin et elles empêchent la bonne absorption de l'eau dans les selles. Le transit est accéléré à cause d'un virus ou d'une bactérie. En cas de diarrhée, évidemment il faut impérativement s'hydrater afin de compenser les pertes en eau et adopter un régime alimentaire pour essayer de créer une constipation. Quand il n'y a pas de maladie, j'utilise un système assez simple qui consiste à saupoudrer les aliments avec 2 à 3 cuillerées à café de farine de caroube, ce qui va permettre d'épaissir le bol et ralentir le transit. On trouve cet aliment soit en pharmacie soit dans les boutiques biologiques ; j'en ai même trouvé sur internet.

La constipation est excessivement fréquente également. Elle a un double retentissement, physique bien entendu puisqu'elle peut entraîner des ballonnements et des gaz, mais aussi psychologique car elle a un effet traumatisant sur les gens. Beaucoup sont persuadés de la nécessité d'aller à la selle tous les jours, alors que l'on diagnostique une vraie constipation lorsqu'il y a moins de deux selles par semaine, ce qui n'est pas fréquent. Cela traduit la vraie relation psychologique avec l'intestin comme l'ont signalé tous les psychanalystes pratiquant la méthode freudienne. Il est donc indispensable pour éviter de s'obséder avec ce type de symptôme d'éviter la constipation. Les techniques les plus légères consistent à recommander de boire un grand verre d'eau glacée le matin et de se présenter toujours à la même heure à la selle pour essayer de rendre routinière l'opération. Personnellement, je pense qu'on peut utiliser aussi dans cette situation ce qu'on appelle des plantes ou des graines comme le psyllium ou bien des mucilages qui ne présentent pas beaucoup d'inconvénients, à condition de ne pas en abuser et qui simplifient assez rapidement l'opération. Évidemment, la consommation d'un minimum de 25 g de fibres par jour ce qui correspond à 500 g de fruits et légumes associés à une bonne hydratation est un prérequis même si cela ne suffit pas. Les suppositoires à la glycérine peuvent être utiles, notamment chez les personnes âgées pour éviter un plus gros problème, c'est-à-dire une occlusion du rectum. Les troubles de l'appareil digestif ont un retentissement considérable sur le psychisme. On finit par focaliser son attention sur eux jusqu'à perturber l'équilibre psychique. Cela peut devenir totalement obsessionnel et gêner la bonne qualité de vie. Voilà pourquoi il faut changer un certain nombre de petites choses pour l'éviter.

Une partie de ces conseils peuvent vous sembler évidents, vous les connaissez parfois sans les appliquer. Dans mon expérience pourtant, je me rends compte qu'on les oublie alors qu'ils participent à la bonne gestion de notre propre vie. En réalité, chacun de nous peut s'occuper de lui-même. Il n'y a pas d'égoïsme là-dedans, c'est tout à fait factuel. Le bonheur passe par ces petits changements entre autres choses. C'est la raison pour laquelle j'ai commencé dans ce livre par la notion d'habitude. Adopter de bonnes habitudes n'élimine pas les mauvaises comme vous vous en êtes rendu compte, mais permet de faire mieux et donc de vivre mieux.

Maintenant que nous avons évoqué le psychisme, l'alimentation, le sport et la santé, il reste un dernier levier d'intervention sur lequel agir : ce qui nous entoure.

AMÉNAGER SON ENVIRONNEMENT

S'il vous arrive de vous sentir stressé, pas bien dans votre peau, de ressentir des chagrins, des tristesses, des douleurs, vous allez probablement naturellement tenter de vous mettre dans un environnement apaisant. Cela pourra être, par exemple, chercher à s'évader dans la nature, se recueillir devant la beauté d'un paysage, aller au musée pour apprécier le silence, se concentrer sur un bel objet. On pourra également écouter de la musique pour se déconnecter du mouvement extérieur. En bref, nous allons essayer par le biais de l'environnement de résoudre la difficulté en question ou de l'oublier un moment. Le silence, d'ailleurs, tout autant que le bruit, fait partie de l'environnement. Il peut être porteur d'apaisement mais parfois d'angoisse. D'autres solutions sont aussi possibles. Certains vont utiliser la nourriture pour se faire du bien, c'est le cas fréquemment dans les problèmes de troubles du comportement alimentaire, la plupart du temps pour anesthésier la pensée. Une autre solution consiste à s'orienter vers les soins du corps. C'est l'intérêt des balnéothérapies, soins, spa et autres techniques de physiothérapie qui consistent à traiter l'environnement au plus proche du corps. En bref, à chaque fois que nous souhaitons nous retrouver, nous recherchons une certaine forme de changement de notre environnement.

C'est un peu la même chose que le principe du recueillement dans certaines civilisations ou religions. Cela passe par la réception d'informations apaisantes ou encore d'absence d'information qui vont permettre de mettre le cerveau au repos. C'est tout l'intérêt de travailler sur notre environnement pour essayer d'améliorer notre bien-être. Vous allez voir que je n'utilise pas ici le terme « environnement » au sens forêt, montagne, mer… Il existe des cercles concentriques depuis nous-mêmes jusqu'à l'extérieur qui définissent l'environnement.

Avant d'aller plus loin, j'insiste sur un point : il est extrêmement important que l'ensemble des organes qui nous permettent d'être en relation avec l'extérieur fonctionnent correctement, quand on prétend changer positivement notre environnement.

Le rôle des cinq sens dans la perception de notre environnement

L'œil, en tant qu'organe, n'est qu'un appareil photographique car personne ne peut prétendre voir exactement la même chose qu'une autre personne. Ce n'est pas forcément un déficit d'acuité visuelle, puisqu'il s'agit d'une perception de l'information transmise par notre cerveau. Ce n'est donc pas simplement une opération mécanique, mais fait intervenir de très nombreux facteurs comme notre état du moment, une éventuelle nervosité, une interaction avec nos pensées, et même notre mémoire.

En bref, c'est éminemment personnel. Quand nous ne nous sentons pas bien, notre environnement peut nous sembler négatif… mais il se peut qu'il ne le soit pas, et que ce soit simplement cette interaction entre notre état perturbé et notre perception de l'environnement qui provoque une déformation qui ne correspond pas à la réalité.

Aussi en priorité, après avoir examiné l'ensemble des sens, c'est-à-dire l'œil, l'audition, le toucher, le goût et l'odorat, on peut commencer alors à travailler sur la nature de l'environnement où nous nous trouvons pour essayer de l'améliorer.

L'œil va nous transférer des informations sur le monde extérieur. Ce sont principalement les couleurs, les formes, leur définition dans l'espace.

L'odorat est le sens qui permet d'analyser des substances chimiques volatiles, les odeurs présentes dans l'air. On dit même qu'il existe entre humains une communication au travers des odeurs. On parle par exemple des phéromones, ces hormones qui traduiraient en quelque sorte une attirance sexuelle d'un individu à l'autre. L'être humain est généralement naturellement capable de distinguer sa propre odeur, celle de son partenaire de couple et de certains de ses proches, et celles d'autres personnes, mais attention aux interférences extérieures car cette capacité peut être fortement dégradée par l'usage de désodorisant, de parfums ou de certaines pratiques d'hygiène corporelle. Le cerveau et d'autres organes, le cœur par exemple, peuvent même réagir à certaines odeurs y compris pendant le sommeil. Certaines odeurs peuvent aussi aider à se concentrer sur une tâche difficile ; on a ainsi expérimentalement montré que la diffusion épisodique d'une odeur telle que celle de la menthe poivrée pouvait améliorer les résultats d'un exercice difficile impliquant une double tâche. Cette capacité à sentir provient des cellules qui tapissent nos narines sur un intervalle de 2 cm^2 pas plus. Puis, encore une fois, l'information est transmise jusqu'à notre cerveau pour y être traduite. Nous sommes capables de traduire des centaines de milliers d'odeurs détectées, et pourtant, l'homme fait partie des espèces qui ont le moins grand pouvoir de détection. Il existe une forme d'association entre le goût et l'odeur, dont on retrouve la preuve lorsque l'on est enrhumé puisque l'odeur comme le goût sont modifiés. L'olfaction fait donc partie des outils pour apprécier notre environnement. Comme toutes ces informations sont transférées au cerveau, on peut comprendre qu'il y ait un fort impact de chacune d'entre elles sur notre façon de vivre et notre psychisme.

Le toucher est le premier des cinq sens qui se développent chez l'être humain. Il nous sert à explorer, à reconnaître, à attraper les objets, à marcher même. De fait, il nous permet également d'apprécier l'incarnation spatiale de notre propre corps dans l'environnement. Il existe un très grand nombre d'expérimentations thérapeutiques qui ont utilisé le toucher. Notre peau est l'élément qui permet le contact et c'est à ce titre qu'au chapitre de la santé j'ai insisté sur la nécessité de surveiller son bon état. Les câlins, les étreintes, les poignées de main, sont autant d'éléments de communication qui nécessitent ce sens. Tout ce qui sera en contact avec notre peau participe également à une définition de notre état et de nos sentiments.

L'audition est un sens qui nous permet bien entendu de communiquer, mais également de nous repérer dans l'espace et même dans le temps. Selon la force du signal, cela peut créer un traumatisme ou au contraire un apaisement. Mais l'harmonie du signal peut provoquer une réaction agréable ou désagréable. C'est à ce titre qu'elle intervient dans notre perception de l'environnement et provoque en nous des sensations positives ou négatives. Le pouvoir de la musique, par exemple, est bien différent selon les sonorités. Cela entraîne des comportements différents. La répétitivité de certains bruits de façon incantatoire peut conduire à mettre des individus en transe. Dans toutes les religions, les sonorités ont une importance pour transporter l'individu dans ce que l'on appelle une autre dimension, en particulier spirituelle. On a même évoqué la capacité de la musique de Mozart à améliorer les performances des étudiants avant un examen s'ils en écoutent un morceau. De même, une musique peut mettre en joie, comme en état de suractivité.

Le goût est bel et bien un des cinq sens alors que souvent, aujourd'hui, on a tendance utiliser ce terme pour désigner l'ensemble de nos préférences alimentaires ou même nos inclinations intellectuelles, affectives ou esthétiques.

Si on y fait bien attention, on peut dire qu'il fonctionne aussi avec l'ouïe puisqu'il s'accompagne de ses différents bruits de craquement, de succion, de lapement. Ou encore avec la vue ou le toucher qui vont également conditionner notre appréciation. Dans l'industrie de la restauration, au-delà de la nature et de la qualité des aliments, on travaille beaucoup sur l'environnement du moment du repas, qui a une très grande importance dans la perception des différents goûts. C'est pour cela, depuis quelque temps en restauration collective, que l'on fait beaucoup d'efforts sur l'espace, le bruit, la disposition des tables et des chaises.

Il faut souligner qu'il y a une association entre les bourgeons situés sur notre langue, notre palais, le fond de la cavité buccale et le cerveau qui va recevoir l'impulsion lui permettant de différencier et de qualifier le goût des aliments. C'est quelque chose de chimique. Ainsi l'on va transmettre soit des informations sucrées qui nous semblent associées au plaisir, soit des informations amères liées à des sentiments moins agréables. Un nourrisson réagit immédiatement au goût sucré par un sourire et à un goût amer par une grimace, c'est une fonction innée. Mais si l'on change l'environnement quand l'on donne un produit sucré dans une atmosphère bruyante, agitée, sans le contact de sa mère, la mimique disparaît. Puisqu'on ne peut pas jouer sur l'interprétation par le cerveau des goûts perçus, on peut par contre jouer sur la nature, l'environnement pour essayer de créer un état bienheureux.

C'est un peu comme tout ce que nous avons vu, à savoir si nous ne nous sentons pas bien, nous pouvons essayer de changer un ensemble de choses pour nous sentir mieux, malgré de véritables raisons qui nous empêchent de bien vivre. C'est le but de cette démonstration.

Nos vêtements

Umberto Eco disait que « On parle à travers ses vêtements » et dans *Hamlet*, Shakespeare écrit : « Le costume révèle souvent l'homme ». C'est ce raisonnement que je souhaite évoquer ici, car nos vêtements ont une influence sur ce que nous sommes. Cette phrase qui consiste à dire que « l'habit ne fait pas le moine » n'est qu'un slogan, car en réalité en choisissant ce que nous allons porter tous les matins, nous définissons ce que nous allons être pendant la journée, autant pour nous que pour les autres. Le vêtement envoie un message vers autrui qui lui-même va me renvoyer l'image de moi-même. De bonne humeur et en forme, vous aurez plaisir à choisir vos vêtements, alors que si vous êtes de mauvaise humeur, vous risquez de vous en désintéresser. Quand on parle de quelqu'un de négligé, c'est souvent pour évoquer des sentiments péjoratifs au-delà même des simples vêtements. Le vêtement est donc le reflet de notre journée. C'est une espèce de discours muet que nous envoyons aux autres ainsi qu'à nous-même. D'ailleurs, on a souvent utilisé le vêtement pour définir le mode de vie. L'abandon du soutien-gorge par certaines jeunes femmes témoigne du mouvement de libération féminine, la prévalence désormais du jogging est un signe de la décontraction que l'on tente de manifester autant que les baskets ont remplacé les classiques chaussures en cuir. Enfin, les jeans portés bas par certains Afro-Américains envoyaient un signal très particulier. Les vêtements ont cette particularité de faire partie de nous, tout en appartenant à l'extérieur. Voilà pourquoi je considère qu'ils font partie de notre environnement et qu'ils peuvent nous aider à définir un changement.

De prime abord, je n'aurais jamais imaginé devoir parler des vêtements dans un livre tel que celui-ci, mais grâce au travail de lecture et de réflexion, j'ai été interpellé par différents comportements qui nous semblent assez automatiques et sur lesquels nous ne sommes jamais attachés. Le *cocooning* se traduit la plupart du temps dans l'habillement par un vêtement confortable et douillet. Un peu comme si on essayait de transférer le caractère douillet de l'habit en question pour traduire sa propre psychologie. On le fait de façon automatique, mais ce n'est pas qu'une sensation, c'est probablement la correction d'un petit quelque chose qui ne va pas, pas forcément grave, mais suffisant pour indisposer. Je pense notamment à ces pyjamas affectionnés par certains adultes ou par de jeunes personnes qui ressemblent un peu à un déguisement et qui traduisent la volonté d'un sentiment de relaxation, ça ressemble un peu à la peau de l'animal qui lui sert à lutter contre le froid ou la pluie, bref toutes les sensations désagréables.

Je n'ai pas d'autorité pour vous conseiller un certain type de vêtement, mais ceux trop serrés ou en tissus irritants pour la peau ne contribuent pas au bien-être. Bien sûr, je sais que les exigences de la mode ne sont pas toujours en adéquation avec cette proposition, mais si vous avez besoin de rechercher une zone de bien-être, pensez à cela. La mode est aussi un signe d'appartenance, également un message que l'on envoie. Être ou ne pas être à la mode signifie, selon les cas, vivre avec sa période, être plus ou moins jeune, avoir une réussite sociale ou non. J'observe d'ailleurs des modifications au travers des jeunes générations. Certains jeunes, soucieux de l'écosystème, ne souhaitent plus changer aussi régulièrement de vêtements que leurs parents, d'autres encore privilégient des achats à faible prix afin d'en changer plus souvent. L'attraction des marques est aussi un marqueur social qui va au-delà de l'achat du simple objet.

Un vêtement devrait se porter pour être bien, confortable, et ne pas provoquer de sensations négatives sur votre peau. Le choix intervient sur deux sens : le toucher, mais également la vue car il est évident que les couleurs jouent un rôle important dans notre bien-être psychique. Lorsqu'on décide de faire le moindre changement, il est utile de se pencher également sur ses choix vestimentaires et de les déterminer beaucoup plus en fonction de son état que par les effets de mode. Je sais que ce discours ne conviendra pas à tout le monde mais comme on s'habille, on est. Dans beaucoup de civilisations, les vêtements ont une importance particulière selon les moments : sobres, ou au contraire très précieux, courts, longs, selon les circonstances.

La couleur est aussi un déterminant du moment. En Occident, la robe de mariée est blanche, on s'habille en noir pour un deuil. Tout ceci pour montrer que tout changement positif ou négatif doit prendre en considération également les vêtements. Parfois, c'est un effort à faire. À titre personnel, j'ai beaucoup admiré ma femme qui au moment d'un événement douloureux pour un de nos enfants lui a demandé de faire encore plus attention à sa tenue que précédemment. Elle voulait que, au travers de ses vêtements, notre enfant ne montre pas l'abattement dont elle était forcément victime en raison de la situation. C'était un message qu'elle envoyait à elle-même autant qu'à son entourage. Elle avait raison car ce simple changement lui a permis de remonter plus vite la pente et même d'aider les autres autour d'elle.

Le cadre de vie

Pour suivre notre démarche, au-delà de nos vêtements, vient un autre espace qui est le cadre de vie.

Le feng shui

Il y a quelques années de cela, une vingtaine d'années, on parlait beaucoup de ce qu'on appelle le feng shui. C'est une façon d'organiser la maison pour essayer de trouver l'apaisement et le bien-être. Il s'agit de jouer sur plusieurs éléments que sont le bois, le feu, le métal, la terre et l'eau. Cette méthode, ou plutôt cette pratique, fait partie des enseignements dont les Occidentaux ont tenté de s'inspirer pour essayer d'adopter les recettes du vivre zen. La base théorique consiste à considérer qu'une circulation de l'énergie dans l'univers nous permet de vivre en harmonie avec l'environnement terrestre. On dit également, si l'on s'en inspire, que cela augmente les chances de réussite et d'équilibre dans notre vie.

Dans le feng shui, chaque pièce a une symbolique particulière et qu'il faut respecter une organisation de l'espace, des meubles qui la composent, de la présence ou l'absence de certains objets, de plantes ou de certaines couleurs, pour participer à la bonne circulation de l'énergie. Plus précisément, le bois est le combustible qui permet la combustion du feu car on dit que l'énergie du bois est tournée vers l'extérieur et les autres, il est le symbole de la croissance et du printemps. Le feu brûle ce qui se trouve devant lui, le transforme en cendres, puis se transforme en terre, l'énergie du feu peut pousser à l'action. La terre est à l'origine du métal puisqu'on le trouve dans les profondeurs de celle-ci et l'énergie de la terre permet de réunir l'ensemble des énergies, mais aussi l'ensemble des individus. Le métal nourrit l'eau et l'énergie du métal est tournée vers l'intérieur ; c'est donc une recherche de la force personnelle. Quant à l'eau, elle fait naître le bois et son énergie est paisible et fluide. Mais au-delà de l'interprétation des différents éléments, il faut également prendre en considération certaines contradictions car on considère que l'eau éteint le feu, que le feu fait fondre le métal, que le métal est utilisé pour détruire le bois, que le bois s'étend sur la surface de la terre et donc la détruit et la terre absorbe l'eau et la faisait disparaître dans ses entrailles notamment lorsqu'il pleut. Ainsi, d'après la symbolique des différents éléments, il faut les harmoniser entre eux de façon à définir dans chaque pièce la tonalité de l'ambiance que nous souhaitions obtenir.

Dans un lieu de travail, par exemple, on a intérêt à trouver le feu, le métal et le bois. Le bois produit une énergie tournée vers l'extérieur, utile en cas de travail, le feu pousse à l'action, et le métal augmente la force intérieure. Pourquoi pas ! Mais l'ensemble de ces explications est assez compliqué à mettre en place dans l'habitat moderne et s'adapte beaucoup plus au monde asiatique qu'au monde occidental. Cependant, on peut quand même en utiliser les principes pour se dire que, selon l'endroit où on se trouve, il est préférable d'utiliser tel ou tel élément.

La chambre, pour vous donner un exemple plus simple, doit avoir une atmosphère reposante et enveloppante. Tout doit y évoquer la douceur, le moelleux, avec un lit qui doit être confortable mais ferme. Il est conseillé d'éviter le désordre et de réduire les meubles au strict minimum. Le lit doit être placé à un endroit harmonieux, jamais entre la porte et la fenêtre. Il doit se trouver le plus loin possible de ces 2 issues, la tête contre un mur, jamais sous une fenêtre. Les meubles sont de préférence arrondis et de couleur claire, on évite tout objet au-dessus du lit pour éviter la sensation de lourdeur et on enlève les appareils électriques et les miroirs, on ne met pas de plantes. L'éclairage doit être tamisé, et les couleurs plutôt chaudes en évitant le rouge, l'orange ou le jaune vif. Rien dans votre chambre ne doit évoquer le professionnel.

La salle de bains privilégie les tons pastel ou neutres. Les sanitaires sont blancs pour inspirer la pureté. La ventilation est très importante au-delà des raisons hygiénistes et on préfère (ce que nous faisons naturellement) les miroirs et les carrelages qui accélèrent, selon les préceptes du feng shui, ce qu'on appelle le *chi*, c'est-à-dire la circulation de l'énergie. Ainsi, il est normal d'avoir une salle de bains à proximité d'une chambre et de ne pas avoir une chambre qui soit constituée exclusivement de bois ou de métal.

L'entrée de la maison est la première impression qu'un visiteur aura en venant chez vous mais c'est également la dernière. Cette philosophie considère que l'entrée est le lieu de passage des énergies, ce qui explique que cette pièce doit être rangée et accueillante. Il faut éviter de suspendre un miroir face à la porte, ce qui renverrait l'énergie dehors. Une plante verte est idéale, souhaitable, cela peut aussi être une image d'espace ou de paysage.

Pour le salon, l'idéal est de disposer d'un éclairage qui se module en fonction de l'ambiance que l'on souhaite. Les canapés et les fauteuils doivent être placés de façon à ne pas tourner le dos à la porte et autour d'une table ou d'une cheminée si on en a une. On évite de surcharger de meubles et on peut disposer des plantes piquantes surtout près des sièges et canapés pour une circulation fluide des énergies.

Dans la cuisine, il est primordial de pouvoir circuler facilement avec des espaces de rangement pour éviter que les choses traînent. Le plan de travail doit être placé de façon à ce que la personne qui cuisine puisse visualiser toute la pièce en un seul coup d'œil.

Pour tous ces éléments, les couleurs et les matériaux dépendent de l'énergie que l'on souhaite apporter : intérieure, extérieure ou circulante.

Au-delà de l'organisation à proprement parler des espaces, il faut principalement éviter un certain nombre de choses. Le désordre et ses méfaits sont considérés comme une mauvaise énergie et peuvent créer des tensions y compris à l'intérieur de la famille. Il est synonyme également d'ennui empêchant l'inspiration et la vitalité d'entrer dans la maison. On dit qu'avec le désordre l'énergie s'attache à trop d'objets insignifiants. Il faut éviter de conserver des choses inutiles et apprendre à classer et ranger. D'ailleurs pour la petite histoire, quand j'ai relu toutes ces consignes, j'ai repensé à la période du confinement où nombreux sont ceux qui ont eu la tentation de ranger leur maison.

Le nettoyage de la maison est une forme de purification car le feng shui met en valeur la lumière, la propreté l'équilibre et l'harmonie et doit repousser ce qui est sombre, sale ou désordonné. Bien avant nos conseils hygiénistes modernes, le feng shui demande d'éviter la présence de téléphone, d'ordinateur, d'écran dans les chambres à coucher ou toute source de rayonnement électrique ou magnétique.

Toujours dans le même esprit, les angles pointus et saillants doivent être évités car ils peuvent bloquer l'énergie. Il faut qu'il y ait des miroirs dans une maison, mais il faut apprendre à les placer jamais face à une fenêtre, une porte ou une issue pour conserver l'énergie à l'intérieur.

La présence de plantes est particulièrement recommandée à condition de ne jamais les laisser se faner.

Je ne résiste pas au plaisir de vous raconter une anecdote qui m'est arrivée il y a quelques années. Je soignais un représentant du Dalaï-Lama considéré comme une autorité européenne. Une fois la consultation finie, je le vis fixer son regard sur ma terrasse où trônait un magnifique camélia rouge. Devant mon interrogation, il finit par m'expliquer que cette plante posée à l'extérieur était maléfique pour moi et qu'il se proposait de m'en soulager. Pour ne pas le contrarier, je l'ai donc laissé aller jusque sur la terrasse psalmodier je ne sais quoi devant ma plante avant qu'il ne s'en aille avec un grand sourire. Accrochez-vous bien, mon magnifique camélia que j'aimais beaucoup est mort le lendemain matin. J'ai été profondément perturbé par cette histoire et mon rationalisme a été légèrement ébranlé. Mais au fond, pourquoi ne pas croire qu'il existe un dialogue entre le monde environnemental et notre espèce. Voilà pourquoi je ne méprise plus toutes ces techniques d'aménagement d'une maison, de choix des matériaux et des couleurs, car il existe peut-être des influences que nous ne sommes pas capables d'explorer.

Au fond, il suffit peut-être de s'inspirer simplement des éléments phares de cette technique comme le choix des matériaux ou certains conseils à propos des miroirs, des fenêtres, des positions des objets qui sont autour de nous pour changer notre atmosphère de vie. Ce n'est pas très compliqué à réaliser et le simple fait de réfléchir à notre environnement pour l'optimiser et le changer est encore une fois une façon de prendre soin de soi-même.

Les couleurs

Aucun doute pour moi sur l'impact des couleurs sur notre psychisme. C'est d'ailleurs pour cela qu'elles sont tellement utilisées en marketing dans toutes les industries, alimentaires, pharmaceutiques ou des biens de consommation. Ainsi on arrive, grâce à l'usage du choix des couleurs, à provoquer une perception particulière. Voici quelques repères.

Le blanc est associé à la pureté, l'innocence et la perfection. Observez qu'il est particulièrement utilisé pour les mariages.

Le gris est associé au professionnalisme et à l'intemporalité. Le gris pur est une couleur à laquelle aucune émotion ne peut être attribuée d'un point de vue psychologique.

Cela ne signifie pas que le gris n'a pas d'effet, l'absence d'impact d'une couleur peut avoir elle aussi des conséquences. Quand on l'associe à d'autres couleurs, le gris revêt un aspect émotionnel. Notez que dans le web, le gris est souvent utilisé pour donner le sentiment d'élégance ou de sérieux. Il apparaît effectivement très authentique et ne vole pas la vedette aux produits réels, il amplifie donc l'autre couleur qui lui est associée.

Le jaune est une couleur très particulière parce que c'est celle que nous distinguons en général en premier. C'est une couleur très utilisée pour la nourriture car elle est censée intensifier la sensation de faim. On l'associe d'ailleurs souvent à la notion de jeunesse, de fraîcheur, d'optimisme.

Le rouge est une couleur qui attire l'œil. C'est le symbole de l'activisme et d'une atmosphère de renouveau. Les éléments en rouge nous apparaissent plus vite que les autres, et nous avons été depuis l'enfance habitués à reconnaître cette couleur comme une couleur de signal et d'avertissement.

L'orange inspire confiance et en général entraîne des achats impulsifs. Il est utilisé comme le jaune pour stimuler l'appétit.

Le vert se situe au milieu du spectre des couleurs, donc elle est considérée comme la plus équilibrée. Elle est devenue le symbole du biologique. Elle évoque la présence d'eau et la naturalité. Elle nous signifie que nous ne sommes pas en danger, qui nous fait nous sentir en sécurité.

Le bleu symbolise ou représente la relaxation, le calme, la loyauté. C'est une couleur qui n'est pas utilisée en agroalimentaire parce qu'elle a, dit-on, un effet coupe-faim. Le bleu est la couleur la plus utilisée pour les entreprises parce qu'elle est perçue comme une couleur inspirant le sérieux, l'honnêteté. Il évoque également le bleu de l'été, le bleu de la mer.

Le rose a pour signification la douceur, l'amour. Il est utilisé de façon stéréotypée jusqu'à ce jour pour les produits destinés aux filles ou aux femmes. On l'associe donc à la féminité.

Le violet est une couleur extravagante, d'ailleurs il existe de nombreuses nuances de violet. On l'utilise beaucoup pour les articles de luxe.

Le brun est une couleur chaude, naturelle. Il est considéré comme inspirant la sécurité, la fiabilité. C'est pour cela d'ailleurs qu'on le retrouve souvent dans l'ameublement pour nous donner ce sentiment de sécurité et de solidité.

Le noir, pour finir, est symbole d'élégance, de modernisme. Il a quelque chose de fonctionnel. Il évoque aussi bien entendu la tristesse. On l'utilise beaucoup dans l'industrie du luxe.

On peut adapter l'utilisation des couleurs à l'intérieur d'une maison et selon l'ambiance que l'on veut donner à une pièce, on a intérêt à favoriser une couleur plutôt qu'une autre.

Non, ne partez pas immédiatement avec votre pot de peinture et votre pinceau pour barbouiller l'ensemble de votre maison. N'essayez pas non plus de bouger les meubles dans tous les sens afin d'y trouver une disposition particulière qui entraîne de votre part des explosions de joie. Il s'agit de s'inspirer de toutes ces méthodes pour pouvoir faire ses propres choix. C'est pour ça que je voulais vous donner les outils qui vous aideront. Il existe de multiples façons d'opérer des changements dans une vie. Celle-ci en fait partie.

Ensuite, c'est à chacun de trouver son modèle. Certains veulent une salle de bains qui soit de type hygiéniste, il faudra peut-être alors la faire dans des tons plus blancs que ceux que vous auriez utilisés auparavant. Le salon peut demander de l'énergie, auquel cas on va associer les éléments du feng shui qui sont supposés apporter un état d'esprit énergique avec une couleur qui va vous sembler la plus adaptée en sachant qu'il n'est pas obligatoire d'adopter les couleurs dans leurs tons les plus vifs. On ne parle pas nécessairement des couleurs qui font partie du spectre des couleurs mais d'une approche de la couleur, je veux dire par là d'une nuance de couleur. L'intensité en effet est également une façon de gérer l'ambiance. Le rouge est synonyme d'énergie s'il est éclatant, moins violent s'il est pastel. L'idée, c'est d'utiliser la couleur comme un élément susceptible de provoquer une sécrétion de dopamine dans votre cerveau, de façon à trouver plus d'énergie. Excusez le médecin qui revient à la surface, mais en dehors de tout aspect ésotérique, c'est l'interaction entre notre environnement et notre fonctionnement biologique qui peut déterminer parfois notre mode de vie ou nos actions. Pour prendre un exemple simple, la colère peut être déclenchée par la vision d'une situation ou d'un élément extrêmement contrariant qui vont entraîner des réactions de notre part. C'est selon les sécrétions des neurotransmetteurs dans notre cerveau que le mode d'action s'opérera depuis l'abattement jusqu'à l'extrême violence. Voilà pourquoi je crois qu'on peut procéder à des changements, en l'occurrence positifs, en intervenant sur notre cadre de vie.

Les écrans

Notre cadre de vie a d'ailleurs été puissamment envahi depuis un moment par les écrans. Que ce soit par les ordinateurs, les télévisions et surtout les Smartphones. C'est toujours assez drôle de voir des familles entières réunies autour d'une table, chaque membre tenant à la main son petit écran. Il ne suffit pas de prendre en considération l'objet lui-même car la surface de cet écran revêt désormais une importance.

Les fabricants de télévision viennent de comprendre que l'écran n'est plus seulement l'outil pour visionner les programmes audiovisuels, mais un élément présent dans l'habitation qui prend une certaine place. Ainsi ils ont commencé à développer l'idée que sur cet écran on puisse installer des tableaux ou des photos personnelles pour le transformer d'objet neutre en objet personnel. Il peut y avoir de la bienveillance là-dedans et c'est à vous de choisir ce que vous devez voir dessus. Vous pouvez très bien imaginer avoir un tableau particulièrement apaisant. En ce qui me concerne, j'adore *La Ronde* de Matisse, qui a un pouvoir évocateur sur moi extrêmement important car, ne l'oublions pas, la peinture remplit ce rôle. Il peut être intéressant d'avoir un tableau ou une image d'une réunion familiale qui suscite chez vous un instant de bonheur ou, en tout cas, une réflexion amenant au bonheur.

Il en est de même pour vos autres écrans, que ce soit l'écran de votre ordinateur ou celui de votre Smartphone. L'écran est une forme d'accueil et c'est une vision qui va passer devant vos yeux régulièrement, en particulier pour votre Smartphone qui a un pouvoir évocateur très fort. Je me souviens avoir vu sur l'écran d'un de mes amis une phrase terrible. Sur son smartphone, il y avait écrit : « La vie est courte. » Ça m'a révélé son état de pensée. J'ai donc compris qu'il avait une forme d'angoisse de la mort, qu'il matérialisait par cette phrase sur son écran. Eh bien, c'est la même chose pour chacun d'entre nous. Votre écran devient signifiant sur votre état de pensée. Moi-même sur mon Smartphone, j'ai choisi de mettre des photos des personnes que j'aime. Et quand je prends cet outil, j'ai déjà quelques secondes ou microsecondes de bonheur qui vont influer sur l'ensemble de mon cerveau. N'oubliez jamais que le cerveau fonctionne avec des impulsions, que ces impulsions permettent de sécréter des hormones, que ces hormones activent des zones du cerveau qui sont susceptibles de nous donner des réactions différentes les uns les autres.

L'extérieur

J'ai toujours adoré la phrase d'un de mes amis africains qui m'expliquait que l'homme était un animal curieux car il avait construit des murs pour se protéger de l'extérieur, mais qu'il s'était senti obligé de faire des trous dans les murs pour voir l'extérieur, puis qu'il avait continué en mettant des fenêtres pour s'isoler de l'extérieur qu'il avait choisi le verre pour continuer de voir au-delà et enfin qu'il avait mis des rideaux pour ne plus rien voir de l'extérieur. Cette phrase m'a toujours amusé car, outre son caractère caricatural, elle m'interrogeait sur notre présence entre l'intérieur d'une maison et l'extérieur. Car dans la définition que j'ai faite avec vous de l'exploration de tout ce qui est autour de nous, je n'ai pas encore parlé de l'extérieur. On ouvre une fenêtre comme on s'ouvre à l'autre, on ouvre une fenêtre comme on ouvre à la vie.

Pendant la période du Covid, on a reçu beaucoup de consignes pour aérer la maison. La circulation de l'air était quelque chose de positif pour éliminer les virus. Mais je pense qu'il faut ouvrir ses fenêtres assez régulièrement, pas seulement pour des raisons d'hygiène, mais également pour montrer notre participation à l'environnement d'une façon globale, pour laisser circuler l'air autour de nous, pour ne pas être isolé à l'intérieur d'une espèce de coffre qu'on appelle la maison. Voilà pourquoi c'est important de penser de temps en temps à ouvrir ses fenêtres, même si vous n'avez aucune crainte concernant le virus, mais juste simplement pour laisser l'air circuler dans la maison, un peu comme si vous chassiez tout ce qui est négatif grâce au passage de cet air. Je souligne d'ailleurs qu'il ne sert à rien d'ouvrir une seule fenêtre, il faut ouvrir deux fenêtres pour laisser l'air circuler de l'extérieur en passant par chez vous, pour repartir vers l'extérieur. C'est quelque chose d'important, ça a l'air simple à faire. Pourtant, on ne le fait pas aussi souvent qu'on le devrait. Peut-être est-ce un geste qu'il va falloir rendre routinier. Et quand vous le rendrez routinier, quand vous saurez que vous l'avez fait pour installer quelque chose de positif, alors cela influera également sur vos sentiments heureux. Un peu plus loin, vous allez vous ouvrir de la fenêtre vers l'extérieur et c'est ce qu'on appelle l'environnement général.

Toutes ces choses ont été relativement étudiées puisque l'impact de l'exposition à la nature sur l'image corporelle et le bonheur a été testé sur une expérimentation réalisée notamment par Stefan Stieger[31]. Les auteurs de cette étude ont examiné 107 participants à une expérience de 30 jours au cours de laquelle ils ont rapporté leur état

31. Stefan Sieger, Isabel Aichinger, Viren Swami, "The Impact of Nature Exposure on Body Image and Happiness: An Experience Sampling Study", *International Journal of Environmental Health Research*, 2020.

d'image corporelle (poids corporel, forme du corps, satisfaction de l'apparence physique), leur état de bonheur et les caractéristiques de l'environnement. Au total, ils ont reçu 6 025 réponses à trois moments aléatoires chaque jour. Les résultats sont étonnants car ils indiquent que le fait d'être à l'extérieur est associé à une image corporelle significativement plus élevée sur les indicateurs. Assez curieusement, l'impact positif sur l'image corporelle est moins élevé que l'impact sur le bonheur ou l'état de bonheur ressenti. Selon le type d'environnement, des espaces bleus, des bois, des prairies, certains avaient des effets plus forts que d'autres environnements. Selon les chercheurs, les résultats fournissaient la preuve que l'exposition quotidienne aux environnements naturels est associée à un plus grand bonheur et à une image corporelle plus positive. C'est curieux parce que quand nous ne nous sentons pas trop bien, nous éprouvons le besoin naturel d'aller circuler dans la nature, un peu comme la philosophie asiatique qui consiste à réintégrer l'intérieur de la terre par l'exploration des bois des forêts et de tous éléments de la nature. Il s'agit en réalité de retrouver notre environnement naturel pour connaître une forme de bonheur simple, en bref, l'état initial de l'homme au début de l'humanité.

Je ne souhaite pas donner des conseils de vie pour imposer quelque chose. Je déteste les injonctions. Mais par contre, je pense qu'il est important, régulièrement, d'aller se plonger dans la nature. À vous de choisir la vôtre. Pour certains, ce sera les espaces marins, se trouver au bord de la mer, se promener le long d'une jetée. Pour d'autres, ce sera s'immerger dans un bois ou une forêt. Mais tenter de rechercher quelque chose de positif pour améliorer son bonheur est une chose évidente à faire. Donc il faut s'entraîner à faire cette espèce de petit voyage, parfois même se forcer.

Les miroirs

À ce stade, j'ai envie d'évoquer un élément de la maison qui m'intrigue autant que les écrans, c'est le miroir. Quelle est sa place dans notre environnement au-delà de son utilisation dans le feng shui ? Est-ce un élément d'agression qui nous fait nous regarder dans la glace et nous critiquer ou est-ce un élément positif qui va nous permettre de nous flatter par la vision qu'il nous renvoie de nous-même ? Le miroir est en réalité essentiellement le reflet de nos émotions psychologiques. Il sert finalement à projeter l'image que nous avons de nous-même et nous transformons les caractéristiques psychiques en fonction de nos interprétations. C'est en cela d'ailleurs que les réseaux sociaux risquent de poser un problème parce qu'au lieu de vous renvoyer votre propre image ils vous envoient une image supposée rejoindre la perfection, alors qu'en réalité elle n'est que le fantasme de l'image que vous aimeriez avoir de vous (car chacun choisit son modèle, ce que l'on appelle l'influenceur) quand vous vous attachez par exemple à suivre certaines personnes sur les réseaux. Il a donc un impact négatif, puisqu'il est justement ce que vous n'êtes pas et que vous regrettez de ne pas être. C'est comme cela que l'on a fait la promotion de la chirurgie esthétique avec parfois des dérapages incroyables. Beaucoup d'entre nous ont pu voir les images catastrophiques du changement de certaines personnes, jusqu'à ressembler à une simple poupée. Le désir non assouvi provoque une insatisfaction qui pousse à chercher le plus extrême pour essayer d'atteindre son objectif. Beaucoup de réseaux commencent à s'en rendre compte et sentent qu'il s'agit d'une faille dans la perception de leur appréciation par le public. Inutile de préciser qu'il faudrait abandonner ce genre de système.

C'est à nous de savoir utiliser l'aspect positif du miroir. il faut donc en avoir mais les placer en général dans les espaces intimes. Si vous vous regardez et ne voyez que des éléments négatifs, cela signifie que vous n'êtes pas dans une bonne atmosphère. On peut transformer cela en prenant comme décision de n'utiliser le miroir que de façon neutre, pour s'observer (la position des cheveux, la tenue d'un col, l'allure de votre maquillage…) ou bien en se flattant soi-même : ça peut vous sembler ridicule mais il suffit simplement de chercher ce que vous aimez bien dans l'image que vous voyez en face de vous et mépriser le reste. En bref, adopter une attitude positive, par exemple, ne pas voir les quelques rides autour de votre visage mais apprécier le grain de votre peau. C'est une autre façon d'éviter tout ce que le miroir peut vous transmettre de mauvais. Et dans une maison, point trop n'en faut. Il en faut suffisamment pour l'utilité, il ne faut pas en mettre dans toutes les pièces ni dans les pièces de vie, sauf si vous souhaitez agrandir artificiellement un espace trop petit. C'est d'ailleurs ce que conseille la philosophie feng shui.

La meilleure incarnation de ce miroir a été la représentation qu'en faisait le célèbre conte de Blanche-Neige et de la reine. Le miroir avait ce double pouvoir d'être à la fois positivant et négativant, mais dépendait essentiellement de l'état d'esprit de la personne qui s'y regardait, la reine ne cessant d'évaluer sa beauté au travers du miroir tout en redoutant ce qu'elle savait déjà inévitable. Il perd alors son caractère d'objet du quotidien et devient une façon d'évaluer nos sentiments à l'égard de nous-même. Ce petit changement fait comme une routine du matin peut transformer un début de journée.

L'environnement social

Ce mot regroupe selon moi toutes les relations que l'on entretient avec l'ensemble des personnes autour de nous. Ce sont les collègues de travail, la famille, les amis, les intervenants, quels qu'ils soient, à qui nous avons affaire.

Je voudrais partager avec le lecteur une partie des éléments qui m'ont permis d'écrire ce texte. Par exemple, un article publié au Japon[32] a montré que l'influence du

32. Kurumi Tsuruta, Tomoko Shiomitsu, Amy Hombu, Yoshinori Fujii, "Relationship Between Social Capital and Happiness in a Japanese Community: A Cross-Sectional Study", *Nurses & Health Sciences*, n° 21-2, 2019.

capital social (c'est un des éléments qui compose ce que j'appelle l'environnement social) sur le bonheur est un des éléments les plus importants à l'heure actuelle. En effet, de nombreuses études ont examiné la relation entre le capital social et le bonheur et ont suggéré que le bonheur était lié à un environnement social positif. L'étude en question s'est penchée sur la relation entre le capital social et le bonheur dans une communauté où les dépenses d'assurance maladie sont faibles. Cette étude transversale a ciblé 2 730 résidents d'une communauté, âgés de 40 à 75 ans, couverts par l'assurance maladie en 2015. Ils ont répondu à un questionnaire auto-administré portant sur les caractéristiques démographiques, le bonheur et le capital social. 1 106 d'entre eux avaient d'ailleurs retourné les questionnaires avant la date limite, montrant ainsi leur intérêt pour le sujet. L'analyse des réponses a indiqué une relation totalement positive entre l'environnement social et le bonheur en ce qui concernait les trois facteurs de l'environnement social : la confiance, les connexions et interactions et la participation sociale. C'est à la suite de ce type d'études répétées que l'on a compris qu'évaluer l'environnement social était important en termes de bonheur, et donc de santé. Il faut dire que cet impact sur la santé intéresse beaucoup les pouvoirs publics puisque cela permettrait peut-être de faire des économies sur les soins. On considère en effet que le bonheur est associé à une meilleure santé et aussi à une plus forte longévité. Mais il faut souligner qu'en apportant du bonheur, on peut également créer une société vivante dans laquelle les citoyens vont se soutenir les uns les autres, outre promouvoir le bien-être physique et mental.

Beaucoup d'entre nous se plaignent ces derniers temps de l'impact assez négatif et anxiogène de l'environnement social, c'est-à-dire des interrelations des citoyens de notre pays. C'est probablement lié à une période où il y a, à l'évidence, un manque de solidarité, un manque d'unité qui contribuent à nuire à ce bonheur de façon à la fois globale et individuelle. Ainsi, nous vivons moins bien quand la société se déchire que quand elle vit en harmonie, même si nous feignons d'y être indifférents. Et inversement, comme cela se répète beaucoup dans cet ouvrage, notre propre bonheur peut déteindre sur l'ensemble de la société. Voilà donc l'intérêt de chercher des changements pour faire mieux.

Faire preuve de compassion envers soi-même

Vous allez voir que le sujet mérite vraiment d'être à l'honneur et avant de continuer plus avant, je voudrais vous exposer certaines études que j'ai lues sur le sujet, et notamment une à propos de la compassion[33]. On a étudié les effets de l'autocompassion chez les travailleurs de la santé pour voir si on pouvait améliorer leur stress et diminuer leur éventuelle insatisfaction au travail parce qu'ils ont le pouvoir d'influer sur la sécurité des patients,

33. Roberto P. Benzo, Janae L. Kirsch, Carlie Nelson, "Compassion, Mindfulness, and the Happiness of Healthcare Workers", *Explore*, n° 13-3, p. 201-206, 2017.

leur bien-être, et même la maîtrise des coûts. On a donc cherché à réfléchir sur ce qu'on appelle l'autocompassion et son association positive avec le bien-être et le bonheur. Dans les faits, l'expérimentation avait pour objectif de tester le niveau d'autocompassion et de le comparer à un indice de bonheur que les personnes évaluaient à l'aide d'une échelle.

L'expérimentation a porté sur un total de 400 travailleurs de santé d'un grand hôpital universitaire. Les résultats n'ont souffert d'aucune contestation et l'étude a été nettement significative en démontrant que l'autocompassion était associée de manière significative et indépendante au bonheur et au bien-être chez les professionnels de santé. Elle décrit une attitude positive et bienveillante d'une personne envers elle-même face à des échecs, à des douleurs et à des lacunes individuelles ; les personnes ayant ce degré d'autocompassion auront un bien-être individuel beaucoup plus élevé. Plus prosaïquement, on peut la comparer à une certaine forme d'indulgence à l'égard de soi-même. La dévalorisation personnelle, les critiques que l'on s'adresse, la globale insatisfaction que l'on peut ressentir à l'égard de soi-même sont quelque chose d'extrêmement négatif. On démontre ainsi que d'avoir un sentiment positif à son égard, quelle que soit sa situation, nous permet d'avoir plus de bonheur. Donc, cessons de nous critiquer, apprenons plutôt à nous aimer nous-même. Ce n'est pas si difficile que cela, il faut simplement un changement d'attitude, une modification du regard. Il n'y a pas de pudeur à mettre sur cela. Comme cela a été dit depuis le début de cet ouvrage, c'est une routine à installer.

Les relations avec les autres

Notre société française est censée être organisé sous l'égide de trois mots : Liberté, Égalité, Fraternité. De nombreux philosophes ont travaillé sur ces concepts et sur l'interprétation qu'on peut leur donner dans leur application générale. Pour ma part, j'aimerais qu'on puisse relier ces trois mots aux différents éléments dont nous avons débattu dans cet ouvrage. Liberté, c'est la liberté d'utiliser notre environnement, c'est l'espace à l'usage de tous, c'est le choix du cadre de vie dans lequel nous aimons vivre, sans contrainte spécifique. L'égalité, c'est aussi l'équité des relations entre les uns et les autres qui doit régir un équilibre harmonieux entre tous. La fraternité incorpore également le terme de solidarité comme nous l'avons vu dans l'expérimentation sur les soignants, qui vise à la fois à être au service de l'autre et en même temps à se sentir porté par des sentiments plutôt positifs, pour soi-même et pour autrui. Et, en réalité, ces trois termes qui définissent le mode de fonctionnement harmonieux de l'environnement social, je les relie également à trois mots qui sont l'amour, l'affection et la sympathie. Ce sont des sensations émotionnelles qui peuvent se situer autant dans un cadre familial qu'un cadre extérieur à la famille, c'est d'ailleurs pour cela que les relations amicales sont importantes pour éprouver du bonheur.

J'ai soigné très récemment une personne qui se disait malheureuse, éprouvait un manque d'appétit et souffrait d'un début de maigreur pour lequel elle me consultait. Avant notre rendez-vous, elle avait rencontré un coach de vie et m'a expliqué comment ce coach tentait d'améliorer son état. Elle communiquait en permanence avec lui *via* une messagerie. Elle recevait de sa part par la technique des SMS d'encouragements, mais aussi des images sous forme de bougies qui représentaient du feu. Plus fort encore, il y avait des mots personnels à caractère amical, tout à fait décalés, sans rapport avec la détresse du moment, voire parfois même affectueux. Je l'ai questionnée sur ses conditions de vie. J'ai pu apprendre qu'elle vivait seule, n'avait pas d'amis et venait de démissionner de son travail de vendeuse à domicile. J'ai compris que le coach de vie avait, par ce biais, rétabli les trois types de relation que je venais d'évoquer, c'est-à-dire la sympathie avec des mots d'encouragement, la fraternité avec une forme de volonté et de solidarité à son égard et, plus que cela même, des mots quasi amoureux avec l'expression de sentiments extrêmement chaleureux, au-delà de la simple sympathie. Cette personne avait remplacé tout ce qui manquait à l'environnement de cette femme : travail, famille et relations sociales.

Les relations avec autrui sont traversées en permanence par des courants d'émotions différents. C'est autant la faute de l'autre que la nôtre car nos psychismes ne sont pas toujours en phase et nous pouvons donner des interprétations différentes selon les états émotionnels des uns et des autres. Quand ces courants sont négatifs, il y a inévitablement une perte du bonheur personnel. On attribue en général à l'autre la naissance de ces courants négatifs. Par exemple, la colère que l'on va déclencher à propos d'un collègue de travail sera peut-être le fait d'une interprétation de notre part qui sera loin de la vérité. La vexation que l'on peut ressentir peut être le produit des sentiments négatifs que l'on a à l'égard de soi-même et que l'on va projeter sur l'autre en interprétant ses paroles.

L'écoute est extrêmement importante. La plupart du temps, les gens entendent, mais n'écoutent pas. Et c'est ce qui doit présider aux relations que l'on doit avoir avec autrui, non seulement il y a l'écoute, mais il y a également l'interprétation. La deuxième étape, c'est la façon de recevoir l'information.

On a vu que l'autocompassion était une façon d'atteindre le bonheur, par amour de soi-même. En réalité, cette attitude, si elle s'exerce dans le domaine du travail à l'égard de soi-même, doit s'exercer dans l'ensemble des relations avec les autres. C'est pour cela qu'il faut compléter l'autocompassion avec la compassion à l'égard d'autrui. À quoi sert d'agiter des émotions négatives dans le milieu familial ou ailleurs, si ce n'est à amplifier un sentiment mauvais de notre part ? Cela nous empêche de vivre correctement.

Carmen est une femme d'origine espagnole qui a élevé son enfant toute seule depuis le décès de son mari. Elle lui a donné beaucoup et a sacrifié une partie de sa vie affective ainsi que professionnelle pour assurer le bonheur de sa fille. Elle se faisait régulièrement passer au dernier plan. Arrivée à l'âge adulte, à sa grande déception, sa fille ne lui rend pas visite aussi souvent qu'elle le voudrait. Elle l'appelle en moyenne une à deux fois par semaine et va la voir environ une fois par mois. Elle ne dit rien, mais elle souffre en silence de cette distance relative. Un jour, alors qu'elle attend sa fille pendant le week-end pour déjeuner avec elle, elle reçoit un coup de téléphone pour la prévenir qu'elle ne pourra pas venir car elle a décidé d'aller bruncher avec des amis. Elle décale sa présence probablement, dit-elle, au week-end suivant ou au week-end d'après. Elle ne sait pas si elle ira au mariage d'une de ses copines ou non qui a lieu le dimanche suivant. Carmen ne dit rien, mais ressasse pendant toute la semaine l'information et développe un tas d'émotions négatives. En premier lieu, elle ne supporte pas d'être mise en compétition avec les amis de sa fille. Elle se sent mal-aimée, délaissée au profit de personnes qu'elle ne connaît pas, mais qu'elle considère comme des « étrangers », dit-elle. Elle pense qu'elle devrait être prioritaire pour sa fille. Elle se fait des reproches auxquels elle ne croit pas vraiment. Elle se dit qu'elle s'est trop investie dans l'éducation de celle-ci pour ne recevoir que désintérêt et ingratitude. Elle se fait beaucoup de bile, et ne pense qu'à ça tout au long de la semaine. Quand sa fille l'appelle le week-end suivant pour lui dire que, finalement, elle n'ira pas au mariage et viendra chez elle, elle lui répond sèchement que ça n'en vaut pas la peine et raccroche le téléphone après lui avoir dit : « Tu m'appelleras quand tu t'ennuieras ou quand tu n'auras pas de copine à voir. » Elle vient de créer une discordance dans sa relation avec sa fille. Puis elle part sur un schéma de culpabilité en se disant, à juste titre d'ailleurs, qu'au fond sa fille a le droit de vivre sa vie, qu'elle n'aurait pas dû lui parler de cette façon, qu'elle doit comprendre la jeunesse et que, de toute façon, l'amour qu'elle ressent à son égard n'a pas d'égal. Par contre, de l'autre côté, sa fille est vexée et ne comprend pas que sa mère ne puisse pas s'imaginer qu'elle a sa propre vie, elle, enfant unique, qui a vécu en permanence avec sa maman. Dans cette relation, il a manqué l'écoute, la compréhension et l'indulgence. Il ne s'agit pas de rentrer dans une béatitude totale et de voir tout beau et tout gentil. La situation peut se régler de beaucoup d'autres façons, y compris en évoquant soi-même ses sentiments. Elle aurait pu dire aussi à sa fille qu'elle se sentait contrariée. Peut-être que sa fille lui aurait expliqué la situation. Il faut ajouter aux trois éléments que j'ai décrits – indulgence, écoute et compréhension – le mot explication. Le but du jeu n'est pas d'éviter une situation conflictuelle, il y en a toujours dans la vie. Il s'agit de trouver comment être heureux soi-même, plus qu'auparavant, en s'évitant certaines situations ou modèles de pensée négatifs. Dans cette situation, l'absence de compassion, d'écoute, d'explication, d'indulgence a fait autant de mal à Carmen qu'elle en a fait à sa propre fille. Si Carmen avait utilisé cette méthode, elle aurait probablement beaucoup mieux vécu la situation et évité le conflit avec sa fille. Elle n'aurait pas ressenti de douleur et n'en aurait en retour pas provoqué à sa fille. Quel était l'avantage de se laisser déborder par cette rage intérieure ? Aucun !

Il ne s'agit pas ici de verser dans un angélisme total, mais de comprendre qu'on peut changer nos réactions pour se faire du bien à soi-même et aux autres. Si on arrivait à faire cela à l'échelle de l'ensemble de la société, nous vivrions probablement mieux dans notre pays.

On peut penser que ce ne sont que des mots, alors qu'en réalité il s'agit d'un entraînement. C'est une démarche positive à entreprendre en permanence dans ses relations avec les autres, en tout cas quand on veut transformer son environnement social de façon positive. Il faut d'abord accepter la notion d'écoute qui va de pair avec la notion de réflexion. L'impulsivité est souvent le résultat d'une opération quasiment chimique, c'est-à-dire que l'on reçoit une information de type négatif qui va parfois provoquer une sécrétion de dopamine ou d'adrénaline dans notre cerveau, et déclencher une réaction automatique qui n'est pas forcément la bonne. S'imposer cet exercice, d'écouter d'abord et de prendre quelques secondes, voire une minute de réflexion, est fondamental dans la conception des relations qu'on doit avoir avec les autres.

La compassion, c'est essayer de transformer en positif quelque chose de négatif, mais il s'agit également d'un exercice d'entraînement. Ce n'est pas forcément quelque chose de logique, c'est quelque chose que l'on va faire pour ressentir uniquement du bien-être. La vérité telle qu'elle est importe peu : il s'agit de lui donner un versant positif de façon à ressentir nous-même ces sentiments heureux. C'est assez peu naturel et je ne mésestime pas la difficulté de l'exercice. Il n'y a rien de religieux ou de spirituel là-dedans, il s'agit simplement d'une méthode de pensée.

L'explication consiste également à se séparer de tout un tas d'éléments sociétaux qui incluent la pudeur, la réserve et aussi la culpabilité permanente de se sentir offensé par ce que l'on va dire soi-même. Par exemple, tel collègue de travail a l'habitude d'aller régulièrement déjeuner à la cantine avec une personne de son bureau. Elle observe que cette régularité présente une faille et, qu'au lieu de déjeuner ensemble tous les jours de la semaine, de plus en plus fréquemment sa collègue rejoint un autre de ses collègues. Blessée par cette attitude, elle finit par l'interpréter comme une distanciation à son égard et une volonté de stopper la bonne relation qui existait entre les deux. Avant chaque repas désormais, elle a un petit sentiment de tristesse qui l'envahit en même temps que de la colère en pensant que sa bonne relation a été affectée et qu'elle n'aura pas le bénéfice de déjeuner avec cette personne qu'elle apprécie beaucoup. Elle-même, à ce moment-là, va modifier la nature de ses relations avec l'autre personne jusqu'à, finalement, avoir des comportements quasiment agressifs avec sa collègue, ne lui rendant plus service et ne communiquant plus avec elle pendant la journée. Il aurait été beaucoup plus simple de dire, par exemple : « Nous avions l'habitude de déjeuner ensemble, est-ce que quelque chose s'est passé entre nous qui en empêche ? » Pourquoi ne dit-elle pas cela, ce qui est quasiment neutre car dépourvu d'agressivité ou d'interrogation malsaine ? Un ensemble de sentiments l'explique : un peu d'orgueil à l'idée de solliciter une personne dont on se sent l'égal ; un peu de culpabilité pour se dire qu'on a besoin de l'autre, pour aller déjeuner en l'occurrence : un peu de pudeur par respect vis-à-vis de l'autre personne et parce qu'on ne veut pas l'importuner… On peut voir combien de sentiments sont à l'origine de l'action qui n'est pas positive pour cette femme ou cet homme. Et pourtant, cela n'a rien à voir avec la situation.

L'intonation compte beaucoup dans une discussion, et on approuve toujours les gens qui ont une voix chantante ou encore une apparence ou des expressions du visage plutôt souriantes. Il suffit d'adopter cette attitude pour que l'interrogation ne soit pas perçue comme agressante. En l'occurrence, dans la situation en question, on apprendra que la personne en question va changer de travail et s'apprête à rentrer dans un autre secteur d'activité de la société. Elle questionne beaucoup d'autres personnes du bureau, c'est la raison pour laquelle elle déjeune avec nombre d'entre eux, en oubliant sa collègue. Sa relation avec la collègue n'avait rien à voir avec ses suppositions. Qui a été victime de cette situation : celle qui n'a pas osé poser la question. À l'inverse, si la question est posée sous forme d'un reproche ou bien avec une attitude générale crispée, elle ne recueillera qu'une réaction négative et contribuera à amplifier le désaccord supposé entre les deux collègues. Nous sommes ici dans une interface entre la psychologie et les comportements. La psychologie, ce sont toutes les interprétations que l'on peut donner à n'importe quel événement de la vie, et les comportements, ce sont les attitudes que l'on va adopter vis-à-vis de cette situation. Mais c'est ce qui a le plus d'importance dans les relations qu'on entretient avec les autres.

La compréhension, c'est une façon d'envisager des schémas différents face à une situation. C'est se donner la possibilité d'examiner tout le champ des possibilités pour comprendre n'importe quel événement concernant la relation avec autrui. Autrement dit, quand on est blessé par quelque chose, ou quand on a un sentiment négatif à l'égard d'une situation, on peut essayer de lui donner différents modes de compréhension et éviter de se contenter de la première hypothèse qui nous vient en tête surtout si cela nous blesse, nous fait de la peine ou contrarie notre relation avec autrui. Peut-être que votre première impression est la bonne mais ce n'est pas grave, vous avez non seulement donné une chance à la possibilité de vous être trompé, mais vous évitez de vous faire du mal tout seul. On peut aller du plus absurde au plus logique.

Pour illustrer ce propos, voici un exemple que nous avons vécu ma femme et moi avec deux couples de nos amis. Patrick pense qu'un couple de leurs autres amis avec qui il passe ses vacances régulièrement va organiser comme à l'accoutumée un dîner pour choisir le lieu de leur prochaine villégiature, une habitude depuis plusieurs années, m'a-t-il expliqué. À sa grande surprise, cette année, le couple d'amis, Cécile et Marc, a choisi, autoritairement me dit-il, de partir sans leur en parler en Grèce et leur a proposé de venir avec eux sans les consulter, contrairement à d'habitude. Ce n'était pas dans l'ordre naturel des choses puisqu'auparavant lors d'une bonne soirée on listait tous les pays où on aimerait aller et on faisait un choix commun en débattant des avantages et des inconvénients. Patrick et son épouse s'estiment froissés par cette démarche et décident du coup de ne pas partir en vacances avec leurs amis. Ils iront rejoindre d'autres amis aux États-Unis. La relation s'en est trouvée affectée, plus d'ailleurs du côté de Patrick car Cécile et Marc sont contents de leur choix, ils ne se sont même pas rendu compte de la réaction de l'autre couple. Patrick a interprété cela comme une forme de désintérêt à leur égard et se dit qu'au fond, il y a probablement une lassitude dans leur relation amicale. Il emploie d'ailleurs cette phrase assez curieuse : « Nous sommes arrivés au bout de notre histoire commune. » Vous allez voir comme c'est prémonitoire. À ce titre, lui-même va prendre ses distances et se fait un point d'honneur à refuser toutes les invitations de Cécile et de Marc. Mon épouse et moi ne les connaissant pas, ils ne sauront jamais la vérité de cette histoire. Mais celui qui a le plus souffert de cela c'est Patrick, sa femme un peu moins car elle relativise. En réalité, non seulement il aurait pu les questionner sur le changement d'attitude mais il aurait pu peut-être imaginer d'autres possibilités que la rupture de leur amitié. Peut-être allaient-ils rejoindre de la famille en Grèce, peut-être avaient-ils une diminution de leurs revenus cette année et il était plus facile de voyager en Europe que de partir aux États-Unis. Non, il a fixé à la place sa compréhension sur l'argument le plus négatif comme si il avait manifesté une forme d'inquiétude à l'égard de la pérennité de leur relation, car il avait toujours eu peur qu'elle s'arrête. Étrange, n'est-ce pas ? J'ai fait une relation avec un autre élément par la suite. Je savais que Patrick avait un grand nombre de difficultés avec une partie de sa famille proche. Il y avait eu des disputes assez violentes qui avaient provoqué une rupture définitive. J'ai donc compris, un peu plus tard, qu'il s'était contenté de transférer tout ce qu'il y avait de négatif entre sa famille et lui à ses plus proches amis. Il revivait et reconstruisait cette situation qui le faisait souffrir chaque fois qu'il était dans une relation sentimentale. Ce n'était plus sa famille, c'était ses amis. Celui qui a le plus souffert, c'est bien lui-même… Il s'est fait du mal tout seul ! Le petit exercice que je vous propose permet d'éviter ce genre de désagrément. Patrick n'est pas quelqu'un de susceptible habituellement, cela signifie donc autre chose. Quand notre pensée est négative, nous déclinons sur tout ce qui nous entoure une vision également négative. Cela démontre que la compréhension permet d'arriver aussi à l'explication. Inutile d'imaginer tout le temps les pires scénarios. Il existe peut-être d'autres scénarios que nous n'avons pas envisagés. Voilà pourquoi la compréhension fait partie des éléments à utiliser dans les relations qu'on entreprend avec autrui.

L'indulgence se compare en réalité au pardon. Peu importe la situation, l'indulgence c'est une façon de se faire du bien à soi-même. Dans toutes les situations que nous avons vues, quelle que soit la réalité, il suffira d'accepter d'avoir une attitude indulgente pour positiver les choses et finalement ne pas souffrir. Or, le but du jeu, quand on espère tout changer, c'est de changer également ses concepts dans ses relations avec autrui comme nous l'avons fait pour l'environnement matériel. Un capital social, on le construit, on l'agrandit, on tente de le conserver.

Si j'ai voulu au début de ce livre débattre des habitudes, c'était pour montrer que nos comportements aussi ont un caractère habituel. Il suffit de changer ses comportements pour aboutir à un état de bien-être meilleur que le précédent. On l'a vu au travers des différentes histoires que j'ai relatées dans cet ouvrage. Donc, quand on dit vouloir tout changer, cela inclut également le mode d'interprétation des relations qu'on entreprend avec l'autre pour améliorer ce que j'appelle l'environnement social.

Accepter d'avoir pour habitude l'indulgence et la compréhension semble être une façon de se faire du bien à soi-même. Je crois l'avoir démontré au travers des quelques exemples précédents. Adopter comme attitude la capacité à une écoute attentive, y compris en prenant du temps pour répondre, semble également très important. N'oubliez pas cette fameuse phrase issue du bon sens populaire qui dit : « Tourne sept fois la langue dans ta bouche avant de parler. » L'écoute c'est ça, c'est ne pas surréagir immédiatement quand on est confronté à une information, c'est se laisser le temps de la réflexion. Cela nécessite notamment de pouvoir se maîtriser soi-même.

Une petite technique assez utile consiste, dans les situations à forte tension, à imaginer miniaturiser les choses. C'est-à-dire qu'au moment où je reçois une information qui me contrarie, je fixe mon regard sur un objet ou sur la personne en question et je le miniaturise mentalement. Cette technique permet de créer une sensation d'apaisement et évite de surréagir à une émotion immédiate. Quant à la demande d'explication, c'est une attitude de neutralité intelligente, elle doit toujours être présentée de façon positive. Inutile de demander une explication avec un ton agressif, un visage crispé, une attitude figée. Forcez-vous à demander une explication avec le sourire, une intonation un peu douce, voire chantante, et vous allez voir que les choses vont se simplifier… D'autant plus que la personne en face va elle-même, par effet miroir, adopter la même attitude que celle de son interlocuteur. N'oubliez pas que la projection d'une attitude positive à l'égard des autres entraîne également une attitude identique de la part d'autrui.

Quant à **la compassion**, ce n'est rien d'autre qu'une indulgence à l'égard de soi-même et des autres, que l'on doit être capable d'exprimer sans avoir le sentiment d'être trop généreux à l'égard de soi-même ou d'autrui. La compassion, c'est simplement une façon de relativiser les choses.

Alors, bien sûr, tout ceci demande des efforts, mais il faut savoir que ça existe et, une fois que vous vous en rendez compte, essayez de le pratiquer de temps en temps. Efforcez-vous, au moment où vous allez vous trouver dans une situation mauvaise telle que celle que j'ai décrite, d'utiliser cette méthode. D'abord l'écoute, ensuite la compréhension, l'indulgence et la compassion et enfin, éventuellement, la demande d'explication. Plus vous améliorez vos relations avec l'environnement social, mieux vous vous sentirez. Quand vous adoptez ces comportements, votre vie est meilleure et si elle le devient, vous augmenterez vous-même votre indice de bonheur. Non seulement vous allez être plus heureux, mais en même temps, comme le constatent tous les chercheurs qui ont travaillé sur ce sujet, vous allez avoir la possibilité d'être en meilleure santé et peut-être même de vivre plus longtemps. Ne pouvons-nous pas rêver de mieux dans notre vie : vivre heureux en bonne santé longtemps ?

Tout ce livre est en fait un manuel de techniques, de petits trucs, de modèles que vous pouvez adopter pour essayer d'améliorer votre état et tout changer, mais surtout pour tenter d'atteindre le bonheur, je n'arrête pas de le répéter.

Je sais bien qu'aucun d'entre nous ne fera jamais tout, mais vous allez voir qu'à force d'insister sur certains éléments, vous allez les transformer en routines. De toute façon, vous avez déjà des tas de routines dans la journée, il suffira d'installer cette routine de bonheur pour vous en fournir, mais le simple fait de vouloir l'installer signifie que vous voulez atteindre cet état. Cela vous donne déjà une impulsion généreuse et positive.

CONCLUSION

Écrire un livre c'est définir des bouts de vie à une période donnée. C'est ce que j'ai fait et je ne prétends pas avoir été exhaustif. J'ai essayé de lister l'ensemble des éléments que nous pourrions changer dans notre vie afin qu'ils contribuent à beaucoup plus de bien-être et à un accès à un bonheur plus intense. Certains d'entre vous mettront en pratique la plupart de ces conseils, d'autres vont se contenter de piocher quelques petites choses qui suffiront peut-être à améliorer leur quotidien. C'était mon humble volonté d'essayer de rendre service en utilisant les éléments scientifiques les plus fiables. C'était aussi utiliser mon regard de nutritionniste en contact avec les gens, dans le cadre de mes consultations, pour expliquer des mécanismes que nous-mêmes n'arrivons pas à voir quand il s'agit d'une autre personne.

Pour vous confier un petit secret, j'ai beaucoup amusé un grand nombre de mes amis en leur disant qu'en écrivant ce livre, j'avais moi-même changé et que j'avais rendu ma vie plus confortable. Pendant que j'écrivais, je réfléchissais à mes propres habitudes. En étudiant les paramètres psychologiques d'environnement social et relationnel, j'ai découvert que moi aussi je pouvais travailler sur moi-même et adopter certains comportements et attitudes qui positiveraient l'ensemble des relations que j'entretiens avec les autres.

Le but du jeu, c'est finalement de se dire qu'on peut vivre sans souci ou sans aigreur, sans amertume, pas parce qu'on évite les autres, mais simplement parce qu'on corrige soi-même un mode de vie auquel on s'était habitué pour en adopter un nouveau. Je ne sais pas si cela sera durable dans le temps, mais je l'espère. Comme vous l'avez vu au chapitre des habitudes, les mauvaises sont installées au même titre que les bonnes. Quand nous tentons de les modifier, les moins bonnes restent tapies en embuscade.

J'espère pour ma part que j'arriverai à vivre comme cela car je reconnais me sentir légèrement différent. Il me semble également que mon entourage a perçu un changement dans mon comportement. Je pense ainsi que si nous avons une attitude positive, si nous respirons le bien-être et le bonheur, nous sommes capables de le transmettre aux autres qui nous le renvoient en échange et ainsi nous rentrons dans un cercle vertueux qui s'auto-entretient.

J'ai une pensée, pour conclure ce livre, pour un de mes amis qui en général vit uniquement pour le plaisir et le bonheur. Il a traversé toutes les étapes de la vie, y compris les plus grosses difficultés avec un grand sourire et une joie permanente. Il a toujours été positif avec les autres, il a toujours eu de la chaleur et de l'indulgence à l'égard de ses amis. Il a inondé sa famille de bonheur, il le ressent probablement et il nous en donne. Voilà ce que je souhaite à chacun d'entre nous. Pour ma part, j'essaierai de faire pareil.

BIBLIOGRAPHIE

An Hsin-Yu, Chen Wei, Wei Wang Cheng, Fei Yang Hui, Huang Wan-Ting, Sheng-Yu Fan De, “The Relationships between Physical Activity and Life Satisfaction and Happiness among Young, Middle-Aged, and Older Adults”, *International Journal of Environmental Research and Public Health*, n° 17-13, 2020.

Balish Shea M., Conacher Dan, Dithurbide Lori, “Sport and Recreation Are Associated With Happiness Across Countries”, *Research Quarterly for Exercise and Sport*, n° 87-4, 2016.

Benton David, Williams Claire, Brown Amy, “Impact of Consuming a Milk Drink Containing a Probiotic on Mood and Cognition”, *European Journal of Clinical Nutrition*, n° 61-3, 2006.

Benzo Roberto P., Kirsch Janae L., Nelson Carlie, “Compassion, Mindfulness, and the Happiness of Healthcare Workers”, *Explore*, n° 13-3, p. 201-206, 2017.

Bostock Sophie, Crosswell Alexandra D., Prather Aric A., Steptoe Andrew, “Mindfulness on-the-go: Effects of a Mindfulness Meditation App on Work Stress and Well-being”, *Journal of Occupational Health Psychology*, n° 24-1, 2018.

Brownell Kelly, Battle Horgen Katherine, *Food fight*, Contemporary books, Macgraw Hill, 2003.

Bruinsma Kristen, Taren Douglas L., "Chocolate: Food or Drug?", *Journal of the American Dietetic Association*, n° 99-10, 1999.

Chopik William J., Oh Jeewon *et al.*, "Changes in Optimism and Pessimism in Response to Life Events: Evidence from Three Large Panel Studies", *Journal of Research in Personality*, n° 88, 2020.

Conner Tamlin S., Brookie Kate L., Richardson Aimée C., Polak Maria A., "On Carrots and Curiosity: Eating Fruit and Vegetables Is Associated with Greater Flourishing in Daily Life", *British Journal of Health Psychology*, n° 20-2, 2014.

Duhigg Charles, *Le Pouvoir des habitudes*, Clé des champs, 2016.

Hilton Lara, Hempel Susanne, Ewing Brett A., Apaydin Eric, Xenakis Lea, Newberry Sydne, Colaiaco Ben, Ruelaz Maher Alicia, Shanman Roberta M., Sorbero Melony E., Maglione Margaret A., "Mindfulness Meditation for Chronic Pain: Systematic Review and Meta-Analysis", *Annals of Behavioral Medicine*, n° 51-2, 2016.

Jacobs Jeremy M., Maaravi Yoram, Stessman Jochanan, “Optimism and Longevity Beyond Age 85”, *The Journal of Gerontology : Series A*, n° 76-10, 2021.

Kretzer Kikikipa, Davis James, Easa David, Johnson Julie, “Self Identity Through Ho'oponopono as Adjunctive Therapy for Hypertension Management”, *Ethnicity and Disease*, n° 17-4, 2007.

Lera-López Fernando, Ollo-López Andrea, Sánchez-Santos José Manuel, “How Does Physical Activity Make you Feel Better? The Mediational Role of Perceived Health”, *Applied Research in Quality of Life*, 2021.

Lykken David T., Bouchard Thomas J. Jr, Mcgue Matt, Tellegen Auke, “The Minnesota Twin Family Registry: Some Initial Findings”, *Acta geneticae medicae et gemellologiae: twin research*, n° 39-1, 1990.

Macht Michael, Dettmer Dorothée, “Everyday Mood and Emotions after Eating a Chocolate Bar or an Apple”, *Appetite*, n° 46-3, p. 332-336, 2006.

Pilgrim Katharina, Bohnet-Joschko Sabine, “Selling Health and Happiness: How Influencers Communicate on Instagram about Dieting and Exercise: Mixed Methods Research”, *BMC Public Health*, n° 19-1, 2019.

Ravari Ali, Mirzaei Tayebeh, Bahremand Rooholah, Raeisi Mohadeseh, Kamiab Zahra, “The Effect of Pilates Exercise on the Happiness and Depression of Elderly Women: A Clinical Trial Study”, *The Journal of Sport Medicine and Physical Fitness*, n° 61-1, 2021.

Ruseski Jane E., Humphreys Brad R., Hallman Kirstin, Wicker Pamela, Breuer Christoph, “Sport Participation and Subjective Well-Being: Instrumental Variable Results from German Survey Data”, *Journal of Physical Activity & Health*, n° 11-2, 2014.

Sieger Stefan, Aichinger Isabel, Swami Viren, “The Impact of Nature Exposure on Body Image and Happiness: An Experience Sampling Study”, *International Journal of Environmental Health Research*, 2020.

Tsuboi Hirohito, Sakakibara Hiroyuki, Matsunaga Masahiro, Tatsumi Asami, Yamakawa-Kobayashi Kimiko, Yoshida Naoko, Shimoi Kayoko, “Omega-3 Eicosapentaenoic Acid Is Related to Happiness and a Sense of Fulfillment: A Study among Female Nursing Worker”, *Nutrients*, n° 12-11, 2020.

Tsuruta Kurumi, Shiomitsu Tomoko, Hombu Amy, Fujii Yoshinori, “Relationship Between Social Capital and Happiness in a Japanese Community: A Cross-Sectional Study”, *Nurses & Health Sciences*, n° 21-2, 2019.

Wen Jiang-Sheng, "Zen and Tao in the Tai Chi", *International Journal of Social Science and Humanity*, n° 3-2, 2013.

Wiking Meik, *Le Livre du lykke*, Pocket, 2018.

Yiengprugsawan Vasoontara, Banwell Cathy, Takeda Wakako, Dixon Jane, Seubsman Sam-Ang, Sleigh Adrian C., "Health, Happiness and Eating Together: What Can a Large Thai Cohort Study Tell Us?", *Global Journal of Health Science*, n° 7-4, 2015.

Imprimé en France par CPI
en janvier 2022

N° d'impression : 3047282